**ELETROCARDIOGRAMA PARA ENFERMEIROS**

2ª edição

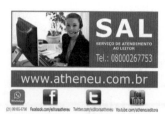

# ELETROCARDIOGRAMA
## PARA ENFERMEIROS

## 2ª edição

Juliana de Lima Lopes
Fátima Gil Ferreira

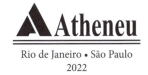

Atheneu

Rio de Janeiro • São Paulo
2022

*EDITORA ATHENEU*

| | |
|---|---|
| *São Paulo* | — *Rua Maria Paula, 123 – 18º andar*<br>*Tels.: (11) 2858-8750*<br>*E-mail: atheneu@atheneu.com.br* |
| *Rio de Janeiro* | — *Rua Bambina, 74*<br>*Tel.: (21)3094-1295*<br>*E-mail: atheneu@atheneu.com.br* |

*PRODUÇÃO EDITORIAL/CAPA: Equipe Atheneu*
*DIAGRAMAÇÃO: Villa d'Artes*

## CIP-BRASIL. CATALOGAÇÃO NA PUBLICAÇÃO
## SINDICATO NACIONAL DOS EDITORES DE LIVROS, RJ

E89

2. ed.

Eletrocardiograma para enfermeiros / Fátima Gil Ferreira, Juliana de Lima Lopes. - 2. ed. - Rio de Janeiro : Atheneu, 2022.

: il. ; 24 cm.

Inclui bibliografia e índice

ISBN 978-65-5586-533-2

1. Cardiologia. 2. Eletrocardiograma. 3. Coração - Doenças. I. Ferreira, Fátima Gil. II. Lopes, Juliana de Lima. II. Título.

22-77215

CDD: 616.1207547
CDU: 616.12-073.7

Gabriela Faray Ferreira Lopes - Bibliotecária - CRB-7/6643
13/04/2022      18/04/2022

*LOPES, J. L.; FERREIRA, F. G.*

*Eletrocardiograma para Enfermeiros – 2ª edição*

© *Direitos reservados à EDITORA ATHENEU – Rio de Janeiro, São Paulo, 2022.*

# Editoras

### Fátima Gil Ferreira

Enfermeira, Diretora Técnica do Serviço de Educação na Coordenação de Enfermagem do Instituto do Coração do Hospital das Clínicas da Faculdade de Medicina da Universidade de São Paulo (InCor/HCFMUSP). Graduação em Enfermagem pela Universidade Federal de São Paulo (UNIFESP). Mestre em Enfermagem pela Escola de Enfermagem da Universidade de São Paulo (EE/USP). Especialista em Enfermagem em Cardiologia pela EE/USP. Especialista em Administração Hospitalar pela Fundação Getulio Vargas (FGV). Especialista em Unidade de Terapia Intensiva (UTI) pela Sociedade Brasileira de Terapia Intensiva (SOBETI).

### Juliana de Lima Lopes

Enfermeira. Docente da Escola Paulista de Enfermagem da Universidade Federal de São Paulo (EPE-UNIFESP). Graduação em Enfermagem pela UNIFESP. Especialista em Enfermagem em Cardiologia pela UNIFESP. Mestrado, doutorado e pós-doutorado em Ciências pela UNIFESP. Bolsista Produtividade em Pesquisa do CNPq, nível 1D.

# Colaboradores

### Amanda Silva de Macêdo Bezerra

Enfermeira Chefe de Saúde II da Unidade Coronária do Instituto Dante Pazzanese de Cardiologia (IDPC). Doutora e Mestre em Ciências pela Universidade Federal de São Paulo – Escola Paulista de Enfermagem (UNIFESP/EPE). Especialista em Enfermagem Cardiovascular (Modalidade Residência) pelo IDPC. Especialista em Gestão em Enfermagem pela Universidade Aberta do Brasil – Universidade Federal de São Paulo (UAB/UNIFESP). Tutora e Preceptora dos Programas de Residência em Enfermagem do IDPC. Graduada pela Universidade Federal do Maranhão (UFMA).

### Ana Paula Dias de Oliveira

Enfermeira Técnica Administrativa em Educação do Departamento de Enfermagem Clínica e Cirúrgica (DECC) da Universidade Federal de São Paulo (UNIFESP). Enfermeira Assistencial do Pronto-Socorro do Instituto Dante Pazzanese de Cardiologia (IDPC). Graduada em Enfermagem pela Universidade Estadual Paulista "Júlio de Mesquita Filho" (UNESP). Especialista em Enfermagem em Cardiologia (Modalidade Residência) pela UNIFESP. Doutoranda e Mestre pela UNIFESP.

### Ana Paula Fernandes

Graduação em Enfermagem pela Universidade Federal de São Paulo (UNIFESP). Pós-Graduação na Modalidade Residência em Cardiologia, Área de Concentração – Adulto e Idoso pela UNIFESP.

### Ana Paula Quilici

Enfermeira, graduada pela Escola de Enfermagem da Universidade de São Paulo (EE/USP). Especialista em Cardiologia pelo Instituto do Coração do Hospital das Clínicas da Faculdade de Medicina da Universidade de São Paulo (InCor/HCFMUSP). Mestre em Saúde do Adulto pela EE/USP. Doutora em Educação em Saúde pelo Departamento de Clínica Médica da Universidade Estadual de Campinas (UNICAMP). Instrutora em Simulação Clínica pelo Medical Clinical Simulation – Harvard.

### Beatriz Murata Murakami

Enfermeira, graduada pela Faculdade de Enfermagem do Hospital Israelita Albert Einstein (FEHIAE). Residência em Enfermagem Cardiovascular pelo Instituto Dante Pazzanese de Cardiologia (IDPC). Especialista em Formação de Docentes na Educação Profissional em Enfermagem pelo Instituto Educacional São Paulo (INTESP). Mestre em Enfermagem pela Faculdade Israelita de Ciências da Saúde (FICSAE). Doutoranda em Ciências pela Universidade Federal de São Paulo (UNIFESP).

### Camila de Souza Carneiro

Enfermeira, Mestre, Doutora e Pós-Doutoranda em Ciências da Saúde pela Universidade Federal de São Paulo (UNIFESP). Especialista em Enfermagem Cardiovascular pelo Instituto do Coração do Hospital das Clínicas da Faculdade de Medicina da Universidade de São Paulo (InCor/HCFMUSP). Educadora em Saúde pelo Centro de Desenvolvimento do Ensino Superior em Saúde da Universidade Federal de São Paulo (CEDESS/UNIFESP). Terapeuta Vibracional pelo Centro Universitário Estácio de São Paulo (UNIRADIAL). Supervisora de Enfermagem do Hospital Universitário da Universidade Federal de São Paulo (Hospital São Paulo/UNIFESP) Membro e Pesquisadora do Grupo de Estudos e Pesquisas do Uso da Arte no Ensino de Ciências da Universidade de São Paulo (GEPACS/USP), Grupo de Estudos, Pesquisas de Assistência Sistematização da Assistência de Enfermagem da Universidade Federal de São Paulo (GEPASAE/UNIFESP). Membro do Grupo de Trabalho de Práticas Integrativas do Conselho Regional de Enfermagem de São Paulo (COREN-SP).

### Carolina Nóvoa

Mestre em Ciências da Saúde pela Universidade de São Paulo (USP). MBA Executivo em Saúde pela Fundação Getulio Vargas (FGV). Especialista em Enfermagem em Cardiologia pelo Programa de Residência da Universidade Federal de São Paulo – Escola Paulista de Medicina (UNIFESP/EPM). Graduada em Enfermagem pela UNIFESP/EPM. Membro da Equipe de Pesquisa da Gastrocirurgia do Hospital do Rim (HRim). Consultora em Saúde (Cardiologia) da E-update – Cursos, Treinamentos e Consultoria em Saúde.

### Denise Meira Altino

Enfermeira. Encarregada das UTI's Clínicas do Instituto do Coração do Hospital das Clínicas da Faculdade de Medicina da Universidade de São Paulo (InCor/HCFMUSP). Graduação em Enfermagem pela Universidade de São Paulo (USP). Especialização em Cardiologia pelo InCor/HCFMUSP. Mestrado em Ciências da Saúde pela Escola Paulista de Enfermagem (EPE/UNIFESP).

## Edna Duarte Ferreira

Enfermeira. Supervisora no UGA-II do Hospital Ipiranga. Especialista em Enfermagem Cardiovascular pela Universidade Federal de São Paulo (UNIFESP). Instrutora dos Cursos de BLS e ACLS da American Heart Association.

## Edson Américo Sant´Ana

Enfermeiro, graduado pelo Centro Universitário Ítalo Brasileiro – UniÍtalo. Especialista em Unidade de Terapia Intensiva (UTI). Pós-Graduado pela Universidade Federal de São Paulo (UNIFESP). Enfermeiro Pleno da Unidade Semi-Intensiva de Cardiologia do Hospital Israelita Albert Einstein (HIAE).

## Eduarda Ribeiro dos Santos

Enfermeira, graduada pelo Centro Universitário da Fundação Hermínio Ometto (FHO). Advogada graduada pela Faculdades Metropolitanas Unidas Educacionais (FMU). Mestre e Doutora em Ciências pela Universidade Federal de São Paulo (UNIFESP). Docente Temporária da Escola de Enfermagem da Universidade de São Paulo (USP). Docente da Faculdade Israelita de Ciências da Saúde Albert Einstein (FICSAE). Primeira Secretária do Conselho Regional de Enfermagem (Coren-SP) no triênio 2018-2020.

## Elaine Peixoto

Especialista em Cardiologia pelo Instituto do Coração do Hospital das Clínicas da Faculdade de Medicina da Universidade de São Paulo (InCor/HCFMUSP). Especialista em Administração Hospitalar pelo Centro Universitário São Camilo. Graduada em Enfermagem e Obstetrícia pelo Centro Universitário São Camilo. Experiência Clínica como Enfermeira de Unidade de Terapia Intensiva (UTI), com ênfase em Enfermagem em Cardiologia e Ambulatorial. Instrutora dos Cursos de BLS e ACLS (Cursos da American Heart Association, pelo Centro de Treinamento da Universidade Anhembi Morumbi), em Simulação Clínica, Metodologias Ativas e Educação em Saúde. Voluntária na Organização Não Governamental Médicos do Mundo.

## Evelise Helena Fadini Reis Brunori

Enfermeira. Especialista em Cardiologia. Mestre e Doutora pela Universidade Federal de São Paulo (UNIFESP). Chefe da Unidade de Terapia Intensiva (UTI) do Instituto Dante Pazzanese de Cardiologia (IDPC). Docente de Pós-Graduação *lato sensu* no Instituto Israelita de Ensino e Pesquisa Albert Einstein (IIEP).

### Francine Banni Félix

Enfermeira. Pós-Graduação em Política e Pesquisa em Saúde Coletiva pela Universidade Federal de Juiz de Fora (UFJF) e em Enfermagem em Cuidados Intensivos Adulto e Neonatal pela Faculdade Redentor. Mestranda em Enfermagem na UFJF. Enfermeira da Unidade de Terapia Intensiva (UTI) de Adultos do Hospital Universitário de Juiz de Fora (EBSERH). Diretora do BLS – Basic Life Support e Instrutora do ACLS – Advanced Cardiovascular Life Support (American Heart Association – AHA e Sociedade Mineira de Terapia Intensiva – SOMITI). Coordenadora dos Cursos de Pós-Graduação de Enfermagem em UTI Adulto e Neonatal e Cardiologia e Hemodinâmica e dos Cursos de Extensão e In Company do Instituto Educacional São Pedro e Docente dos Cursos de Pós-Graduação e Extensão em UTI Adulto e Neonatal, Cardiologia e Hemodinâmica, Urgência e Emergência, Atendimento Pré-Hospitalar, Centro Cirúrgico e Obstetrícia do Instituto Educacional São Pedro.

### Francine Jomara Lopes

Enfermeira, graduada pela Faculdade de Medicina de Marília (FAMEMA). Especialista em Cardiologia pelo Instituto Dante Pazzanese de Cardiologia (IDPC). Mestre e Doutora em Enfermagem pela Escola de Enfermagem da Universidade de São Paulo (EE/USP). Enfermeira da Unidade de Terapia Intensiva (UTI) do Hospital Sírio-Libanês (HSL). Coordenadora do Programa de Residência Multiprofissional no Cuidado ao Paciente Crítico do HSL. Instrutora do BLS e ACLS da American Heart Association (AHA).

### Kátia Regina da Silva

Enfermeira, graduada pela Universidade Federal de São Paulo (UNIFESP). Residência em Emergência pela UNIFESP. Doutorado em Ciências pelo Programa de Pós-Graduação de Cirurgia Torácica e Cardiovascular da Faculdade de Medicina da Universidade de São Paulo (FMUSP). Pós-Doutorado pelo Departamento de Cirurgia da Duke University Medical Center (Estados Unidos). Pesquisadora da Unidade de Estimulação Elétrica e Marcapasso do Instituto do Coração do Hospital das Clínicas da Faculdade de Medicina da Universidade de São Paulo (InCor/HCFMUSP). Professora do Programa de Pós-Graduação de Cirurgia Torácica e Cardiovascular da FMUSP. Professora do Programa de Pós-Graduação em Enfermagem na Saúde do Adulto (PROESA) da Escola de Enfermagem da Universidade de São Paulo (EE/USP). Diretora Científica do Consórcio REDCap-Brasil.

## Luciana Soares Costa Santos

Enfermeira, graduada pela Universidade Federal de São Carlos (UFSCar). Especialista em Enfermagem em Unidade de Terapia Intensiva (UTI) pela Faculdade de Medicina da Universidade de São Paulo (FMUSP). Especialista em Enfermagem Cirúrgica pela Universidade Federal de São Paulo (UNIFESP). Mestre em Enfermagem pela Universidade de Campinas (UNICAMP). Doutora em Ciências pela Escola de Enfermagem da Universidade de São Paulo (EE/USP). Professora da Graduação e Pós-Graduação de Enfermagem na Faculdade de Ciências Médicas da Santa Casa de São Paulo (FCMSCSP), junto ao Departamento da Saúde do Adulto. Professora Contratada da EE/USP, junto ao Departamento de Enfermagem Médico Cirúrgica. Coordenadora do Curso de Pós-Graduação em Enfermagem em Cardiologia e Hemodinâmica da FCMSCSP. Supervisora Técnica do Curso de Pós-Graduação em Enfermagem em Clínica Médica e Cirúrgica da FCMSCSP.

## Luiz Fernando dos Santos Messias

Enfermeiro, graduado pela Universidade do Grande ABC (UniABC). Especialista em Enfermagem em Cardiologia pela Faculdade de Medicina da Universidade de São Paulo (FMUSP). Especialista em Formação Docente em Educação Profissional Técnica na Área da Saúde pela Fundação Oswaldo Cruz (Fiocruz) (Ministério da Saúde). Especialista em Liderança – Liderando por Valores, o Reconhecimento do Líder em Si pela Escola de Educação Permanente da Faculdade de Medicina da USP. Atuou por 14 anos na Unidade de Recuperação Cirúrgica e Transplantes Cardíacos e Pulmonares do Instituto do Coração do Hospital das Clínicas da Faculdade de Medicina da Universidade de São Paulo (InCor/HCFMUSP). Enfermeiro da Fundação Zerbini e do Hospital das Clínicas da Faculdade de Medicina da Universidade de São Paulo (HCFMUSP). Docente do Instituto de Ensino Cleber Leite. Coordenador do Curso de Enfermagem da Faculdade Piaget Suzano. Supervisor de Enfermagem da Coordenação de Enfermagem do InCor/HCFMUSP.

## Marcia Mitie Nagumo

Enfermeira, graduada pela Universidade Estadual de Campinas (UNICAMP). Pós-Graduação em Gestão da Qualidade em Saúde pelo Instituto Israelita de Ensino e Pesquisa Albert Einstein (IIEP). Mestre pelo Programa de Pós-Graduação em Neurologia da Faculdade de Medicina da Universidade de São Paulo (FMUSP). Trabalha na Unidade de Estimulação Elétrica e Marcapasso do Instituto do Coração do Hospital das Clínicas da Faculdade de Medicina da Universidade de São Paulo (InCor/HCFMUSP).

### Maria Francilene Silva Souza

Enfermeira do Serviço de Educação da Coordenação de Enfermagem do Instituto do Coração do Hospital das Clínicas da Faculdade de Medicina da Universidade de São Paulo (InCor/HCFMUSP). Especialista em Terapia Intensiva Pediátrica pela Associação Brasileira de Enfermagem em Terapia Intensiva (ABENTI). Especialista em Enfermagem Cardiovascular pelo Instituto Dante Pazzanese em Cardiologia (IDPC).

### Marianna Sobral Lacerda

Enfermeira. Especialista em Enfermagem em Cardiologia pelo Instituto do Coração do Hospital das Clínicas da Faculdade de Medicina da Universidade de São Paulo (InCor/HCFMUSP). Mestre em Ciências da Saúde pela Escola Paulista de Enfermagem da Universidade Federal de São Paulo (EE/USP). Doutoranda do Programa de Pós-Graduação da Escola Paulista de Enfermagem da Universidade Federal de São Paulo (EPE/UNIFESP). Professora Adjunta I da Universidade Paulista (UNIP).

### Marina Bertelli Rossi

Enfermeira, graduada pela Universidade Federal de São Paulo (UNIFESP). Aprimoramento e Especialização em Enfermagem em Cardiologia pelo Instituto do Coração do Hospital das Clínicas da Faculdade de Medicina da Universidade de São Paulo (InCor/HCFMUSP). Mestrado em Ciências pela UNIFESP.

### Meire Bruna Ramos

Enfermeira, graduada pela Universidade Federal de São Paulo (UNIFESP). Especialista em Cardiologia pelo Programa de Aprimoramento Profissional do Instituto do Coração do Hospital das Clínicas da Faculdade de Medicina da Universidade de São Paulo (InCor/HCFMUSP). Especialista em Urgências e Emergências pela UNIFESP. Especialista em Gerenciamento em Enfermagem pelo Centro Universitário São Camilo.

### Patrícia Ana Paiva Corrêa Pinheiro

Enfermeira. Especialista em UTI pela Associação Brasileira de Enfermagem em Terapia Intensiva (ABENTI), em Cardiologia pelo Instituto do Coração do Hospital das Clínicas da Faculdade de Medicina da Universidade de São Paulo (InCor/HCFMUSP) e Administração nos Serviços de Saúde pela Faculdade de Saúde Pública da Universidade de São Paulo (FSP/USP). Mestre em Enfermagem na Saúde do Adulto da Escola de Enfermagem da Universidade de São Paulo (EE/USP). Enfermeira Chefe das Unidades de Terapia Intensiva (UTI's) Clínicas do InCor/HCFMUSP.

### Patrícia Claus Rodrigues

Enfermeira do Desenvolvimento de Enfermagem do Hospital Sírio-Lobanês (HSL). Especialista em Cardiologia pelo Instituto do Coração do Hospital das Clínicas da Faculdade de Medicina da Universidade de São Paulo (InCor/HCFMUSP).

### Rafaela Batista dos Santos Pedrosa

Professora Doutora da Faculdade de Enfermagem da Universidade Estadual de Campinas (UNICAMP). Doutora em Ciências da Saúde pela Faculdade de Enfermagem da UNICAMP. Mestre em Ciências da Saúde pela Faculdade de Enfermagem da UNICAMP. Especialista em Cardiologia pelo Instituto do Coração do Hospital das Clínicas da Faculdade de Medicina da Universidade de São Paulo (InCor/HCFMUSP). Diretora Científica do Departamento de Enfermagem da Sociedade de Cardiologia do Estado de São Paulo (SOCESP) – Biênios 2018-2019/2020-2021. Instrutora do Curso de Suporte Avançado de Vida da American Heart Association (ACLS-AHA).

### Rita de Cassia Gengo e Silva Butcher

Enfermeira, graduada pela Escola de Enfermagem da Universidade de São Paulo (EE/USP). Mestre e Doutora em Ciências pela Faculdade de Medicina da Universidade de São Paulo (USP). Pós-Doutoranda em *The Marjory Gordon Program for Clinical Reasoning and Knowledge Development*, NANDA International and William F. Connell School of Nursing, Boston College. Orientadora Credenciada no Programa de Pós-Graduação em Enfermagem na Saúde do Adulto da EE/USP.

### Rita Simone Lopes Moreira

Professora Adjunta do Departamento de Enfermagem Clínica e Cirúrgica da Escola Paulista de Enfermagem da Universidade Federal de São Paulo (EPE/UNIFESP). Doutora em Ciências da Saúde pela Disciplina de Cardiologia da Universidade Federal de São Paulo (UNIFESP). Coordenadora do Programa de Residência Multiprofissional da UNIFESP.

### Sidnei Seganfredo Silva

Enfermeiro, graduado pela Universidade Estadual de Londrina (UEL). Pós-Graduação *lato sensu* em Enfermagem em Cardiologia pelo Centro Universitário São Camilo. Instrutor de Suporte Básico de Vida (BLS) e Suporte Avançado de Vida em Cardiologia (ACLS).

### Thatiane Facholi Polastri

Pós-Graduada em Enfermagem em Cardiologia pelo Instituto do Coração do Hospital das Clínicas da Faculdade de Medicina da Universidade de São Paulo (InCor/HCFMUSP). Doutora em Gerenciamento de Enfermagem pela Escola de Enfermagem da Universidade de São Paulo (EE/USP). Coordenadora dos Cursos do Centro de Treinamento em Emergências Cardiovasculares do InCor/HCFMUSP, chancelados pela American Heart Association. Instrutora dos Cursos de Suporte Básico e Avançado de Vida do Centro de Treinamento InCor/HCFMUSP credenciado da American Heart Association.

### Vanessa Santos Sallai

Graduada pelo Centro Universitário São Camilo. Pós-Graduação em Enfermagem em Cardiologia pela Universidade Federal de São Paulo (UNIFESP). MBA Executivo em Gestão de Clínicas e Hospitais pela Fundação Getulio Vargas (FGV). Diretora de Enfermagem do Serviço de Paciente Externo – Pronto-Socorro, Ambulatório, Hospital Dia e Serviço de Diagnóstico por Imagem do Instituto do Coração do Hospital das Clínicas da Faculdade de Medicina da Universidade de São Paulo (InCor/HCFMUSP).

### Veruska Hernandes Campos Maria

Enfermeira. Gerente Nacional Sênior de Vendas da Johnson & Johnson. Graduada em Enfermagem pela Universidade Federal de São Paulo (UNIFESP). Especialista em Enfermagem em Cardiologia (Modalidade Residência) pela UNIFESP.

### Vinicius Batista Santos

Enfermeiro. Especialista em Cardiologia e Doutor em Ciências pela Escola Paulista de Enfermagem da Universidade Federal de São Paulo (EPE/UNIFESP). Professor Adjunto da EPE/UNIFESP.

# Agradecimentos

Agradecemos à colaboração de todos os enfermeiros que nos auxiliaram no desenvolvimento desta 2ª edição.

# Prefácio à segunda edição

O convite para prefaciar esta obra dirigida a enfermeiras(os) muito me honra.

Tendo iniciado a minha carreira profissional em 1975, sendo a primeira enfermeira da recém-iniciada unidade cardiorrespiratória do Hospital São Paulo da Escola Paulista de Medicina, primeira unidade de especialidade daquela instituição, e engajada no programa de integração docente assistencial com a Escola Paulista de Enfermagem (EPE), tive o privilégio de atuar nessa unidade ao longo dos anos como enfermeira e, posteriormente, docente, formando inúmeras enfermeiras e enfermeiros espalhados pelo Estado de São Paulo e pelo Brasil.

Esta obra tem como editoras "duas pupilas", uma graduada em 1985 e a outra em 2002, extremos da minha carreira.

Fátima é um dos pilares da educação continuada do Instituto do Coração do Hospital das Clínicas da Universidade de São Paulo (InCor – HCFMUSP), e Juliana atuou na mesma instituição como seu par e, atualmente, é professora adjunta do Departamento de Enfermagem Clínica e Cirúrgica da Escola Paulista de Enfermagem da Universidade Federal de São Paulo (EPE/UNIFESP) e vice-coordenadora do Programa de Pós-Graduação em Enfermagem da EPE/UNIFESP.

Ambas com características que se complementam, e requeridas no saber--fazer Enfermagem com o compromisso ético, científico, estético e legal desejáveis.

Conseguiram como editoras propor uma obra convidando autores experientes, encadeando capítulos escritos de forma articulada e de fácil entendimento.

A disposição dos capítulos permite uma compreensão crescente dos conceitos requeridos ao entendimento do eletrocardiograma, desde a sua história e concepção aos seus princípios de normalidade e anormalidade em diferentes condições clínicas.

Esta 2ª edição é de extrema relevância, pois esta obra tem sido amplamente utilizada e, por ser escrita por enfermeiros, tem auxiliado no raciocínio crítico e julgamento clínico de diagnósticos de enfermagem, possibilitando a escolha de intervenções de enfermagem preventivas, de recuperação e de promoção da saúde trazendo como consequência resultados alcançáveis positivos à condição clínica do cliente.

Finalizo recomendando esta obra a estudantes de graduação e pós-graduação e enfermeiras(os) clínicos, e demais estudantes das ciências biológicas.

Não posso deixar de testemunhar que um professor em poucas ocasiões tem a possibilidade de presenciar o resultado das suas crenças e valores transmitidos aos seus alunos, pois o impacto da sua atuação enquanto docente é longitudinal, mas hoje eu atesto minha satisfação prefaciando um livro escrito e editorado por duas ex-alunas.

Que esta obra continue florescendo a semente plantada e germinada da Enfermagem brasileira em Cardiologia dos idos anos 1970 por diferentes pioneiras.

Parabéns! O meu orgulho e gratidão.

São Paulo, 6 de abril de 2022.

Alba Lucia Bottura Leite de Barros
Professora Titular da Escola Paulista de Enfermagem – EPM/UNIFESP

# Apresentação à segunda edição

A primeira edição do livro *Eletrocardiograma para Enfermeiros* surgiu pela necessidade de encontrarmos literatura brasileira sobre o tema e que estivesse direcionada para os enfermeiros. Devido a essa necessidade, esta 2ª edição traz a atualização dos temas abordados na 1ª edição.

Por ter sido escrito por enfermeiros, apresenta uma linguagem de fácil compreensão e atende às necessidades dos estudantes e profissionais da saúde.

Sabemos que o eletrocardiograma é um exame de baixo custo e disponível na maioria dos ambientes de assistência à Saúde, e também auxilia o enfermeiro no raciocínio clínico e no reconhecimento precoce de situações de emergências reais ou potenciais.

Os capítulos desta edição abordam a anatomia e a fisiologia do sistema de condução e a interpretação das principais alterações eletrocardiográficas. Esperamos que contribua para a formação do estudante de enfermagem e o aperfeiçoamento dos enfermeiros para melhorar a qualidade da assistência.

Esta segunda e nova edição, encontra-se revista e atualizada.

As editoras

# Sumário

**1** Anatomia e Fisiologia do Sistema de Condução, 1

Veruska Hernandes Campos Maria • Rafaela Batista dos Santos Pedrosa • Francine Banni Félix

**2** Princípios Básicos do Eletrocardiograma, 11

Juliana de Lima Lopes • Rita de Cassia Gengo e Silva Butcher • Denise Meira Altino

**3** Análise da Frequência e do Ritmo Cardíaco, 23

Juliana de Lima Lopes • Fátima Gil Ferreira • Sidnei Seganfredo Silva

**4** Análise do Eixo Elétrico Cardíaco, 33

Ana Paula Fernandes • Camila de Souza Carneiro • Marina Bertelli Rossi

**5** Monitorização Eletrocardiográfica, 43

Maria Francilene Silva Souza • Fátima Gil Ferreira

**6** Taquiarritmias, 57

Thatiane Facholi Polastri • Vanessa Santos Sallai

**7** Bradiarritmias, 77

Vanessa Santos Sallai • Thatiane Facholi Polastri • Carolina Nóvoa

**8** Alterações Eletrocardiográficas nas Síndromes Isquêmicas Miocárdicas, 89

Vinicius Batista Santos • Rita Simone Lopes Moreira • Patrícia Ana Paiva Corrêa Pinheiro

**9** Bloqueios de Ramo Direito e Esquerdo, 97

Kátia Regina da Silva • Edson Américo Sant´Ana • Beatriz Murata Murakami

**10** Sobrecarga Atrial e Ventricular, 107

Amanda Silva de Macêdo Bezerra • Evelise Helena Fadini Reis Brunori • Eduarda Ribeiro dos Santos

**11** Alterações Eletrocardiográficas nos Distúrbios Eletrolíticos, 125

Ana Paula Dias de Oliveira • Meire Bruna Ramos

**12** Análise do Eletrocardiograma nos Pacientes Portadores de Marca-Passo, 151

Marianna Sobral Lacerda • Kátia Regina da Silva • Marcia Mitie Nagumo

**13** Análise Eletrocardiográfica dos Batimentos Prematuros – Extrassístoles, 167

Edna Duarte Ferreira • Francine Jomara Lopes • Patrícia Claus Rodrigues

**14** Ritmos Cardíacos da Parada Cardiorrespiratória – Taquicardia Ventricular sem Pulso (TVSP), Fibrilação Ventricular (FV), Atividade Elétrica sem Pulso e Assistolia, 175

Ana Paula Quilici • Luiz Fernando dos Santos Messias

**15** Outras Alterações Eletrocardiográficas – Pericardite, Tromboembolismo Pulmonar, Intoxicação Digitálica, *Cor Pulmonale*, 187

Elaine Peixoto • Luciana Soares Costa Santos

Índice Remissivo, 199

# Anatomia e Fisiologia do Sistema de Condução

Veruska Hernandes Campos Maria
Rafaela Batista dos Santos Pedrosa
Francine Banni Félix

O coração consiste em uma bomba muscular formada por quatro câmaras distintas: átrios – direito (AD) e esquerdo (AE) e ventrículos – direito (VD) e esquerdo (VE), ambos separados por duas outras estruturas denominadas septo interatrial e interventricular. Esta função de bomba propulsora depende da existência de um impulso capaz de estimular as fibras musculares ou miócitos de todo coração que, por sua vez, respondem com a contratilidade cardíaca[1,2].

A resposta mecânica, ou seja, a contratilidade cardíaca, é dependente da atividade elétrica. Isso significa que as células cardíacas não se contrairão se não forem estimuladas por um impulso elétrico iniciado e coordenado por um sistema especializado do próprio coração responsável pelo rítmo cardíaco. Este sistema é composto pelo nó sinusal (NS) ou sinoatrial, nó atrioventricular (nó AV), feixe de His e seus ramos direito e esquerdo e as fibras de Purkinje (Figura 1.1).

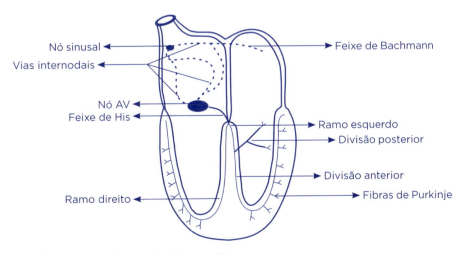

**Figura 1.1.** Sistema de condução cardíaco.

## Anatomia do sistema de condução cardíaco

As trabéculas cáneas são feixes irregulares do músculo cardíaco localizados na superfície interna dos ventrículos e possuem um papel importante na formação das vias de condução elétrica nestas câmaras. Durante sua formação, ocorre a proliferação e diferenciação dos cardiomiócitos ventriculares, originando as diferentes células que compõem o sistema de condução.

As distintas estruturas do sistema de condução do coração são essencialmente provenientes das células miocárdicas[3] e são inervados por gânglios cardíacos em grande parte derivados da crista neural. Embora os tecidos nervoso e fibroso sejam importantes para na formação e função deste sistema, o cardiomiócito é essencial para a geração do impulso e propagação rápida e organizada entre as fibras musculares. A medida em que acontece o desenvolvimento cardíaco no início da vida humana, há também a proliferação e maturação lenta destas estruturas que compõem o sistema de condução.

Os miócitos do sistema de condução são células miocárdicas especializadas, ou seja, possuem algumas propriedades que os distinguem do miocárdio com função contrátil, tais como sarcômeros e retículo sarcoplasmático pouco desenvolvido, esparsas mitocôndrias, entre outras características. Estas células especializadas também não são idênticas, possuindo distintas diferenças em termos de fenótipo molecular, morfologia e função.

O NS, formado por miócitos especializados na função de marcapasso, está localizado na junção da veia cava superior e parede lateral superior do átrio direito, imediatamente abaixo do epicárdio[2,4]. É irrigado pela artéria do NS, que se origina na porção inicial da coronária direita em 55% dos casos e da artéria circunflexa no restante dos casos.

O NS está intimamente ligado e permeado por suprimento extenso de nervos autonômicos, apresentando em seu interior fibras varicosas não mielinizadas de natureza parassimpática e simpática, sendo que o primeiro tipo é o predominante local, o impulso elétrico é gerado e conduzido por todo tecido do músculo atrial, iniciando no AD e em seguida pelo AE por meio de tratos internodais culminando na contração destas câmaras.

A musculatura atrial não possui tratos constituídos de células morfologicamente especializadas, mas isso não exclui a possibilidade da presença de vias preferenciais de condução para a transmissão do impulso sinusal, denominadas feixes internodais. Esses feixes possuem velocidade de condução superior à da musculatura atrial comum e circundam os orifícios das grandes veias e fossa oval[5]. A condução interatrial é facilitada através do feixe de Bachmann localizado no septo interatrial.

A área juncional atrioventricular é constituída pela zona de células transicionais, pela porção compacta do nó AV, pela porção penetrante do feixe de His e seus ramos[2,5,6,7].

O nó AV é uma estrutura superficial, rica em gânglios autonômicos, localizada abaixo do endocárdio atrial direito, anterior ao óstio do seio coronário e acima do folheto septal da valva tricúspide, numa região denominada triângulo de Koch[7,8]. Constitui a única conexão elétrica entre o miocárdio atrial e ventricular[3]. Neste local, o impulso elétrico sofre um atraso para que os átrios e ventrículos contraíam sincronicamente e em seguida passa para o feixe de His.

O tronco do feixe de His é formado logo após a porção compacta do nó AV, sem nenhum limite histológico definido, e sua função consiste em conduzir o impulso elétrico aos ventrículos por meio de seus ramos direito e esquerdo. Ele penetra na musculatura ventricular logo abaixo do tendão de Todaro com o corpo fibroso central. Esta porção penetrante emerge em primeiro lugar no trato de saída do VE e de maneira subendocárdica deriva o Ramo Esquerdo[5]. Este, por sua vez, ramifica-se imediatamente em três fascículos distintos de grande variação anatômica e formado por um leque de fibras agrupadas: anterossuperior (corre ao longo da parede anterior do VE), anteromedial (percorre o septo interventricular) e posteroinferior (caminha em direção à parede posterior do VE)[6-7].

Já o ramo direito segue sem se bifurcar até o ápice do ventrículo direito, no lado direito do septo interventricular, e após divide-se em três fascículos: superior, médio e inferior[5], como mostra a Figura 1.2. Passa a ser uma estrutura subendocárdica na metade ou no terço inferior do septo interventricular[5]. Os miócitos do feixe de His e de seus ramos são mais primitivos do que os miócitos contráteis. Em contraste com o nó AV, eles conduzem o impulso elétrico muito rapidamente e seus miócitos são bem acoplados com junções comunicantes[3]. O tronco do feixe de His, após passar pelo ânulo fibroso, é envolvido por uma bainha de tecido conjuntivo que recobre inclusive os ramos direito e esquerdo, o que promove isolamento destes em relação à musculatura ventricular[5].

A irrigação dos tecidos de condução atrioventricular tem duas origens. A primeira deriva da artéria coronária direita, assumindo um curso direto em direção ao nó AV. Após prover de irrigação o nó AV, esta artéria penetra no ânulo fibroso e se ramifica, emitindo ramos que atingem a porção posterior do ramo esquerdo do feixe de His. A segunda se origina dos ramos perfurantes septais da artéria descendente anterior. Esta artéria irriga o feixe de His e os segmentos proximais dos ramos direito e esquerdo[5].

Os fascículos dos ramos direito e esquerdo se continuam pelas fibras de Purkinje, uma rede subendocárdica[6]. Estas são responsáveis pela condução rápida do estímulo elétrico a todas as células do miocárdio ventricular, ativando os ventrículos, a partir do ápice para a base, no sentido do endocárdio para o epicárdio[2,7]. Nos corações maduros, os ramos direito e esquerdo e as fibras de Purkinje são apenas algumas células espessas e estão localizadas diretamente abaixo do endocárdio[3].

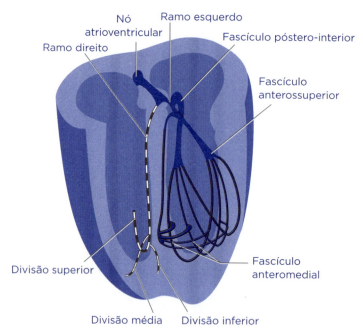

**Figura 1.2.** Sistema de condução atrioventricular: divisão do feixe de His e seus fascículos.
Fonte: Acervo da autoria do capítulo.

## Eletrofisiologia celular cardíaca

O sarcolema é a membrana do miócito que confere uma barreira limitante à movimentação de íons e água – uma propriedade responsável, não somente pelo transporte ativo e passivo, mas também a criação de um potencial elétrico através da membrana celular. Os íons são átomos carregados positiva ou negativamente, como $Na^+$, $K^+$, $Ca^{2+}$ ou $Cl^-$ e outras moléculas. A movimentação desses íons através da membrana, utilizando os canais iônicos específicos, constitui um fluxo de corrente que gera sinais elétricos[2,4].

Entre as fibras musculares cardíacas existem membranas celulares diferenciadas que separam dois grupos de células organizadas em série entre si, chamadas discos intercalares, cuja função é diminuir a resistência elétrica membrana a membrana, permitindo a propagação facilitada do estímulo elétrico e a contração conjunta de todas as células[4].

A distribuição de íons através da membrana celular permite que o interior da célula seja mais eletronegativo em relação ao seu exterior, gerando um potencial transmembrana de repouso em torno de −50 mV a −95 mV, dependendo do tipo celular[4]. Essa polaridade é mantida pela presença de proteínas no interior da célula e por bombas presentes na membrana celular que asseguram a distribuição apropriada de íons e, principalmente, devido à movimentação do íon $K^+$[2,7] (Figura 1.3).

# Anatomia e Fisiologia do Sistema de Condução

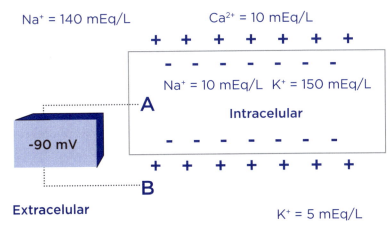

**Figura 1.3.** Distribuição iônica do meio intra- e extracelular e o potencial transmembrana de repouso.

Durante a diástole, a membrana é bastante permeável ao $K^+$ e relativamente impermeável ao $Na^+$. Com a bomba $Na^+/K^+$, cujo funcionamento requer gasto de energia através da ativação da enzima $Na^+/K^+$ ATPase, a concentração intracelular de $K^+$ permanece alta enquanto a concentração intracelular de $Na^+$ é baixa[2,7]. Para cada molécula de ATP hidrolisada, a célula elimina três íons $Na^+$ e retorna dois íons $K^{+3}$.

Quando uma célula cardíaca é ativada por um estímulo elétrico, ocorre uma série de alterações eletrofisiológicas na membrana celular, promovendo a abertura e/ou fechamento dos canais iônicos, alterando a permeabilidade da membrana a diferentes íons. Esse conjunto de fenômenos elétricos que ocorrem na ativação da célula cardíaca se denomina Potencial de Ação, cuja representação gráfica é subdividida em cinco fases: 0-1-2-3-4[2,7,9] (Figura 1.4).

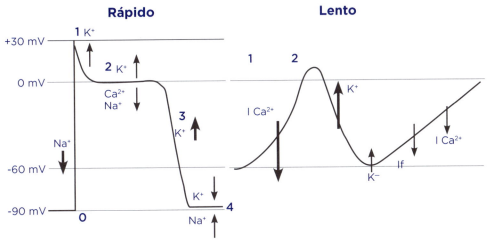

**Figura 1.4.** Potencial de ação da célula atrial e ventricular e potencial de ação da célula sinusal e do atrioventricular.

**Fase 0 ou despolarização rápida:** corresponde à fase de ascensão rápida, levando o potencial intracelular de um valor negativo (−80 a −90mV) a um valor positivo (+30 a + 40 mV). Isso ocorre devido à abertura dos canais rápidos de $Na^+$, permitindo um influxo da concentração desse íon no meio intracelular[2,7].

A despolarização acontece quando um impulso elétrico chega a um miócito fazendo aparecer um potencial de ação. Caso o estímulo não atinja o potencial limiar (nível em mV para que o potencial de ação seja deflagrado, com valores entre −60 mV e −50 mV), nenhum potencial de ação será gerado e a célula não será ativada[2].

**Fase 1 ou repolarização rápida precoce:** ocorre uma queda inicial da curva, aproximando o potencial a valores próximos a 0 mV devido ao fechamento dos canais rápidos de $Na^+$, impedindo o seu influxo, e a ativação dos canais de $K^+$, o que contribui para a redução da voltagem de +30 mV para 0 mV[2,4].

**Fase 2 ou platô:** a curva permanece estabilizada próximo ao 0mV, gerando um platô, que é decorrente da competição do influxo de $Ca^{2+}$, através da abertura dos canais lentos de cálcio, com a reduzida saída de $K^+$ e $Cl^-$, retardando a repolarização da membrana[2,5].

Entre as fases 0-1-2 a célula se encontra inexcitável. Os canais de $Na^+$ estão fechados e inativáveis, portanto nenhum estímulo é capaz de desencadear o potencial de ação. Esse intervalo de tempo é denominado Período Refratário Absoluto[3,5].

**Fase 3 ou repolarização rápida tardia:** a curva apresenta uma queda com rápida velocidade, retornando o potencial transmembrana para −90 mV. Deve-se ao aumento da permeabilidade da membrana ao íon $K^+$. Observa-se, nesse momento, inversão do padrão iônico, ou seja, com predomínio de $Na^+$ no meio intracelular e de $K^+$ no extracelular[3,4].

Durante esta fase, após atingir valores próximos a −60 mV, o miócito pode responder de modo inadequado ao estímulo externo de forte intensidade e desencadear um novo potencial de ação. Esse intervalo de tempo é denominado Período Refratário Relativo[4].

**Fase 4 ou repouso ou polarização:** a curva durante esta fase permanece estabilizada em −90 mV. A restauração iônica é garantida nessa fase devido à ação da bomba de $Na^+/K^+$ ATPase. Ao final dessa etapa a célula se encontra polarizada, normalizada elétrica e quimicamente, pronta para responder a um novo estímulo[3,4].

Todas as ondas que se visualiza no ECG são manifestações destes dois processos: despolarização e repolarização.

## Fisiologia do sistema de condução cardíaco

O coração no embrião é uma estrutura tubular simples que consiste em células miocárdicas embrionárias com um revestimento endocárdico. Todos os miócitos possuem atividade de marca-passo, mas as células na parte mais proximal têm

Anatomia e Fisiologia do Sistema de Condução

a mais elevada frequência intrínseca e, por isso, funcionam como o marca-passo dominante, que determina a frequência cardíaca. Esta atividade elétrica localizada surge mesmo antes dos miócitos embrionários serem capazes de contrairem-se e é, portanto, a primeira função cardíaca a surgir[3].

A propriedade eletrofisiológica das células do NS permite que se despolarizem sem a necessidade de estímulo externo, ou seja, possuem a propriedade da autodespolarização, no qual se acredita que a corrente de marca-passo $I_f$ tenha papel preponderante. Suas células possuem um potencial de ação diferente das demais células atriais adjacentes pelo fato de apresentarem uma lenta ascensão da fase 0 e serem dependentes dos canais lentos de $Ca^{+\,4}$. A fase 4 também é diferente nessas células, apresentando um fenômeno denominado despolarização diastólica, que ocorre devido à diminuição da permeabilidade da membrana ao $K^+$, resultando no acúmulo progressivo desse íon no interior da célula, tornando-a gradualmente menos negativa[4]. Esse fenômeno determina o automatismo celular, que garante a elevação gradual e espontânea do potencial de repouso que, ao atingir o potencial limiar, deflagra o potencial de ação (Figura 1.3).

Normalmente, as células do NS possuem uma altíssima atividade de marca-passo, o que possibilita controlar o ritmo do impulso elétrico cardíaco, o qual normalmente se repete em intervalos regulares. Na ausência de qualquer influência autonômica, a frequência cardíaca (FC) varia em torno de 100 a 120 batimentos por minuto (bpm). Portanto, no coração intacto, a FC reflete, em qualquer momento, o balanço das ações parassimpática e simpática. Receptores muscarínicos colinérgicos e beta-1 adrenérgicos estão distribuídos de forma não uniforme pelo nó sinusal, e modulam tanto a despolarização como a propagação do impulso. A inervação parassimpática desacelera a atividade sinusal e é dominante no repouso. Por outro lado, a estimulação simpática, assim como a liberação de adrenalina pela adrenal, aumenta o automatismo sinusal da mesma forma como ocorre durante a prática do exercício físico ou em quadro de estresse. Sabe-se que os receptores beta-adrenérgicos afetam o automatismo aumentando a corrente de entrada de cálcio e, com isso, a frequência da fase 4 da despolarização diastólica. Reconhece-se que a FC normal em repouso pode variar de 60 a 100 bpm, tendo ambas as influências ativas, com predomínio do parassimpático[5].

Uma grande quantidade de reflexos impõem influências na variação da FC, resultando em um sistema complexo, que regula a FC batimento a batimento. Estes reflexos derivam da ação de barorreceptores, quimiorreceptores, receptores atriais, receptores pulmonares, coronarianos e musculares[5].

A fisiologia do nó AV possui propriedades eletrofisiológicas distintas de acordo com suas diversas regiões, denominadas região atrionodal (AN), região nodal (N) e região nodal-His (NH). As respostas do tipo AN produzem potenciais de ação rápidos, de duração curta e foram encontrados na zona de transição. As respostas do tipo N aparecem na região do nó AV compacto e apresentam potenciais de ação com fase 0 de menor velocidade e de longa duração. O padrão NH, encontrado na zona de transição entre o nó AV compacto e o feixe de His, exibe potencial de ação de inscrição rápida e repolarização longa, semelhante aos potenciais encontrados no tronco do feixe de His. Histologicamente e eletrofisiologicamente, as transições são graduais, não havendo limites precisos entre elas[5].

A região juncional apresenta grande complexidade anatômica, oferecendo um retardo da transmissão do impulso aos ventrículos. Esse atraso permite que os ventrículos permaneçam em diástole durante a contração atrial. Além disso, favorece um adequado enchimento ventricular final, aumentando a eficiência do bombeamento de sangue. As células do nó AV são ativadas logo após as células atriais comuns, e o atraso que produzem é independente da prematuridade do estímulo. Além da condução lenta, apresenta também condução decremental a qual protege os ventrículos de frequências muito elevadas. Estas características são produzidas pelas transições na composição celular e na arquitetura do nó AV ao longo do seu trajeto em direção ao feixe de His[5].

A natureza anatômica do nó AV provê o substrato da existência de duas ou mais vias nodais que possuem comportamento eletrofisiológico distinto. Durante o ritmo sinusal, a frente de ativação predominante do nó AV é a anterior (denominada via rápida), transmitindo o estímulo elétrico de forma relativamente rápida ao feixe de His[5].

Na região do feixe de His, a composição celular, assim como o arranjo longitudinal das fibras de Purkinje promove grande aumento na velocidade de condução do impulso, resultando a ativação maciça e sincrônica dos ventrículos[5].

## Resumo

O sistema de condução elétrico do coração é responsável por uma contração sincronizada adequada dos átrios e ventrículos. O impulso elétrico é gerado no NS, o marca-passo do coração. A condução atrial é facilitada por feixes internodais e a condução interatrial pelo feixe de Bachmann. Nenhuma condução elétrica passa pelo sulco coronário porque normalmente nenhum sistema especializado de condução está presente, sendo assim, toda a condução atrial é filtrada através do nó AV. O nó AV se encontra abaixo do endocárdio atrial, superior e anterior ao óstio do seio coronário. Esta estrutura provoca um atraso na condução do estímulo dos átrios aos ventrículos garantindo o enchimento ventricular completo. A porção distal do nó AV é conectada ao feixe de His. Do feixe de His emergem os ramos direito e esquerdo que percorrem pelo septo em direção ao ventrículo direito e esquerdo, respectivamente, e se ramificam nas fibras de Purkinje que atingem o endocárdio ventricular. As fibras de Purkinje são responsáveis por entregar o estímulo elétrico ao miocárdio ventricular para que a contração ventricular seja iniciada.

# Referências bibliográficas

1. Braunwald E. Tratado de doenças cardiovasculares. 10. ed. São Paulo: Guanabara Koogan; 2017.
2. Goldwasser GP. Eletrocardiograma orientado para o clínico. 3. ed. Rio de Janeiro: Rubio: 2009, p. 528.
3. Park DS, Fishman GI. Development and function of the cardiac conduction system in health and disease. J Cardiovasc Dev Dis. 2017;4(2):7.
4. Hachul DT, Kuniyoshi RR, Darrieux FCC. Tratado de arritmias cardíacas: Fisiopatologia, diagnóstico e tratamento. São Paulo: Atheneu; 2019, p. 930.
5. Scatolini Neto A, Pozan G. Anatomia do sistema de condução do coração e bases fisiológicas celulares. In: Martinelli Filho M e Zimerman LI. Bases fisiopatógicas das arritmias cardíacas. São Paulo: Atheneu; 2008.
6. Santos ECL, Figuinha FCR, Mastrocola F. Manual de eletrocardiografia – Cardiopapers. São Paulo: Atheneu; 2017, p. 440.
7. Becker AE. Revisão de anatomia do tecido de condução – Anatomia do nó atrioventricular (Parte I). In: Cruz Filho FES e Maia IG. Eletrofisiologia clínica e intervencionista das arritmias cardíacas. 1. ed. Rio de Janeiro: Revinter; 1997.
8. Sociedade Brasileira de Cardiologia. III Diretrizes Da Sociedade Brasileira De Cardiologia sobre análise e emissão de laudos eletrocardiográficos. Arq Bras Cardiol. 2016;106(4):1.
9. Hernandes V. Noções básicas do ECG. In: Quilici AP, Cardoso LF, Ferreira FG, et al. Enfermagem em cardiologia. 1. ed. São Paulo: Atheneu; 2009.
10. Hernandes V. Noções básicas do ECG. In: Quilici AP, Cardoso LF, Ferreira FG, et al. Enfermagem em cardiologia. 2. ed. São Paulo: Atheneu; 2014.

# Princípios Básicos
# do Eletrocardiograma

Juliana de Lima Lopes

Rita de Cassia Gengo e Silva Butcher

Denise Meira Altino

O eletrocardiograma (ECG) é o registro das variações do potencial elétrico do músculo cardíaco em atividade. O primeiro eletrocardiógrafo foi criado por Willen Eithoven em 1902, após constatar que a atividade elétrica cardíaca pode ser observada por meio de eletrodos conectados em diferentes partes do corpo[1,2]. Desde então, diferentes eletrocardiógrafos foram criados, auxiliando a equipe multiprofissional no diagnóstico médico e de enfermagem. Dentre as suas diversas vantagens, o eletrocardiógrafo é de fácil manuseio, reprodutível e de baixo custo.

O ECG é considerado padrão ouro para o diagnóstico não invasivo das arritmias cardíacas e das isquemias coronarianas, além de poder ser utilizado como método complementar para a detecção de alterações estruturais e metabólicas[1-4]. Neste contexto, o enfermeiro deve conhecer os princípios básicos do ECG, uma vez que esse conteúdo lhe fornecerá subsídios para a interpretação de alterações eletrocardiográficas que, em algumas situações, exigem intervenção imediata do enfermeiro.

## Derivações periféricas e precordiais

A derivação é o registro da diferença do potencial elétrico entre dois pontos do corpo do paciente[2,5]. O ECG padrão possui 12 derivações, sendo seis periféricas (DI, DII, DIII, aVR, aVL, aVF) e 6 precordiais (V1, V2, V3, V4, V5 e V6).

As derivações são formadas por polos positivo e negativo. Cada polo corresponde a um eletrodo colocado em um ponto específico na superfície corporal do paciente. O polo positivo corresponde ao eletrodo explorador, ou seja, o ponto a partir do qual se "olha" para o coração. As derivações, por sua vez, podem ser entendidas como diferentes ângulos por meio dos quais se "enxerga" a atividade elétrica de partes específicas do coração (Figura 2.1)[1-3,5-6].

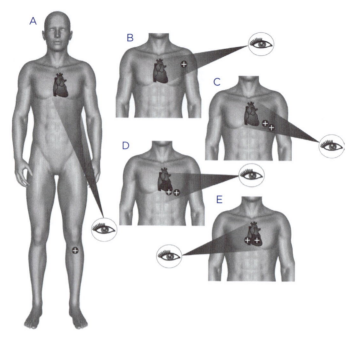

**Figura 2.1.** Visão do coração a partir da posição do eletrodo positivo sobre o corpo. A) Derivações DII, DIII e aVF (parede inferior); B) derivações DI e aVL (parede lateral); C) derivações V5 e V6 (parede lateral); D) derivações V3 e V4 (parede anterior); e E) derivações V1 e V2 (parede septal).
Fonte: Adaptada de Aehlert B. ACLS. Suporte avançado de vida em cardiologia: emergências em cardiologia. Rio de Janeiro: Elsevier, 2013. p. 100.

## Derivações periféricas

As derivações periféricas são constituídas por seis derivações: DI, DII, DIII, aVR, aVL e aVF e permitem a "visualização" do plano frontal, ou seja, a visualização do coração pela parte da frente do corpo. Existem dois tipos de derivações periféricas, as bipolares e as unipolares[1,2,5,6].

As derivações periféricas bipolares são constituídas pelas derivações: DI, DII e DIII, que registram a diferença de um potencial elétrico entre dois eletrodos. A derivação DI registra a diferença do potencial elétrico do braço direito (eletrodo negativo) e esquerdo (eletrodo positivo). A derivação DII registra a diferença do potencial elétrico do braço direito (eletrodo negativo) e da perna esquerda (eletrodo positivo). A derivação DIII, por sua vez, registra a diferença do potencial elétrico do braço esquerdo (eletrodo negativo) e da perna esquerda (eletrodo positivo)[1,2,5,6]. Ressalta-se que a derivação DII é a mais utilizada para monitorização eletrocardiográfica, uma vez que é a que mais se assemelha ao trajeto normal do fluxo elétrico do coração[5]. As três derivações periféricas bipolares formam o triângulo de Eithoven.

As derivações periféricas unipolares são constituídas pelas derivações aVR, aVL e aVF e registram as medidas de um eletrodo específico, considerando que o segundo eletrodo está colocado em um ponto neutro[1,2,5,6]. Nestas derivações o aparelho do ECG aumenta a amplitude dos potenciais elétricos em cerca de 50% em cada eletrodo, colocado em um dos membros[5]. A letra "a" significa aumentada, o "V" se refere à voltagem e a última letra ao posicionamento do eletrodo: "R" designa o braço direito (*right*), "L", o braço esquerdo (*left*) e o "F", a perna esquerda (*foot*), sendo que o eletrodo positivo está localizado em um desses membros[5]. As derivações periféricas podem ser visualizadas na Figura 2.2.

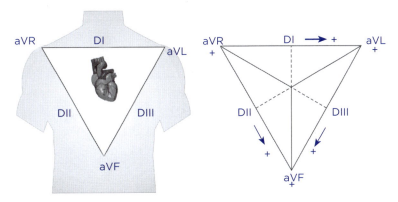

**Figura 2.2.** Derivações periféricas bipolares e unipolares.
Fonte: Quilici AP, Cardoso LF, Ferreira FG et al. Enfermagem em Cardiologia. São Paulo: Editora Atheneu, 2009. p. 139.

As derivações periféricas (bipolares e unipolares) sobrepostas constituem o eixo hexaxial de Bayley[2] (Figura 2.3), representado pelo coração no centro, envolvido por um círculo dividido em segmentos de 30° e utilizado para avaliação do eixo cardíaco (ver Capítulo 4).

## Derivações precordiais

As derivações precordiais "visualizam" o coração como se o corpo tivesse sido cortado transversalmente (anteroposterior) e são constituídas, principalmente, pelas derivações V1, V2, V3, V4, V5 e V6. Cada uma dessas derivações, representa o posicionamento de um eletrodo em um ponto específico do tórax (Figura 2.4)[1,2,5,6]:
- V1: quarto espaço intercostal à direita, ao lado do esterno.
- V2: quarto espaço intercostal à esquerda, ao lado do esterno.
- V3: ponto médio entre as derivações V2 e V4.
- V4: quinto espaço intercostal à esquerda, na linha hemiclavicular.
- V5: quinto espaço intercostal à esquerda, na linha axilar anterior.
- V6: quinto espaço intercostal à esquerda, na linha axilar média.

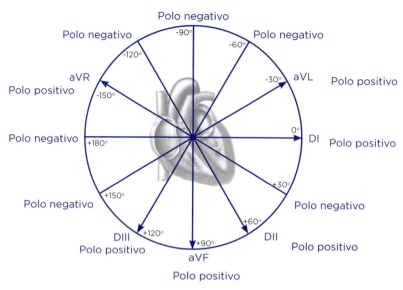

**Figura 2.3.** Sistema de eixo hexaxial.
Fonte: Adaptada de Quilici AP, Cardoso LF, Ferreira FG et al. Enfermagem em Cardiologia. São Paulo: Editora Atheneu, 2009. p. 140.

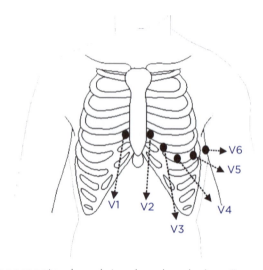

**Figura 2.4.** Posicionamento dos eletrodos das derivações precordiais.
Fonte: Adaptada de Quilici AP, Cardoso LF, Ferreira FG et al. Enfermagem em Cardiologia. São Paulo: Editora Atheneu, 2009. p. 141.

Em situações especiais se pode observar a parede ventricular direita e a posterior do ventrículo esquerdo. A parede ventricular direita pode ser visualizada por meio das derivações V3R, V4R, V5R e V6R e a parede posterior pelas derivações V7 e V9. O local de posicionamento dos eletrodos para cada uma dessas derivações está descrito no Tabela 2.1[1,2,5].

Princípios Básicos do Eletrocardiograma

| Tabela 2.1. Posicionamento dos eletrodos das derivações da parede direita e da parede posterior do ventrículo esquerdo. | |
|---|---|
| Derivação | Posicionamento |
| V3R | Ponto médio entre as derivações V1 e V4R |
| V4R | Quinto espaço intercostal à direita, na linha hemiclavicular |
| V5R | Quinto espaço intercostal à direita, na linha axilar anterior |
| V6R | Quinto espaço intercostal à direita, na linha axilar média |
| V7 | Mesma linha horizontal de V4 a V6, na linha axilar posterior à esquerda |
| V8 | Mesma linha horizontal de V4 a V6, na linha do ângulo da escápula à esquerda |
| V9 | Mesmo nível que os eletrodos V7 e V8, na linha paravertebral esquerda |

De forma didática, pode-se correlacionar as paredes cardíacas às derivações periféricas da seguinte forma:

- DI e aVL = parede lateral.
- DII, DIII e aVF = parede inferior.

Com relação às derivações precordiais, pode-se correlacionar as paredes cardíacas utilizando a palavra **SAL**, sendo que cada letra corresponde a uma parede, compreendendo duas derivações:

- **S**epto = V1 e V2.
- **A**nterior = V3 e V4.
- **L**ateral = V5 e V6.

## Características gerais do papel do eletrocardiograma

O papel do ECG é medido em milímetros e é constituído por quadrados pequenos e quadrados grandes. Cada quadrado pequeno tem 1 mm de cada lado e cada quadrado grande é composto por 25 quadrados pequenos, correspondendo a 5 mm de cada lado (Figura 2.5)[2,3,5,6].

Na horizontal o papel marca o tempo entre os eventos cardíacos ou a sua duração. A velocidade de deslocamento normal do registro do ECG é de 25 mm/segundo e durante um minuto 1.500 mm/minuto (25 mm × 60 segundos). Assim, cada quadrado pequeno na horizontal corresponde a 0,04 segundos (1 mm ÷ 25 mm/segundo = 0,04 segundos) e cada quadrado grande na horizontal corresponde a 0,20 segundos (0,04 segundos × 5 quadrados pequenos)[2,3,5,6].

Na vertical, o papel do ECG representa a voltagem ou a amplitude das ondas. A voltagem é medida em milivolts (mV) e a amplitude em milímetros. Cada milímetro corresponde à 0,1 mV[2,3,5,6]. Normalmente, o eletrocardiógrafo é calibrado para uma amplitude de 1 mV, correspondendo à 10 mm e é representado, no papel do ECG, pela letra N. Esta voltagem pode ser modificada, caso necessário, para uma amplitude maior (2 mV), representado por 2 N ou menor para uma amplitude de 0,5 mV, representado por N/2[2].

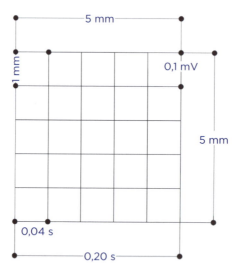

**Figura 2.5.** Papel mimimetrado utilizado para registro do eletrocardiograma.
Fonte: Quilici AP, Cardoso LF, Ferreira FG et al. Enfermagem em Cardiologia. São Paulo: Editora Atheneu, 2009. p. 142.

## Características gerais das ondas, complexo, segmentos e intervalos

Primeiramente, deve-se relembrar que o coração durante a sua atividade, age como um gerador de correntes elétricas, que passarão para todo o coração, gerando potenciais elétricos[1,2,5]. Na despolarização (estimulação miocárdica) ocorre um deslocamento de cargas positivas, como visto no capítulo anterior. Assim, quando esta onda se move em direção ao eletrodo positivo (explorador), registra-se no ECG uma deflexão positiva (para cima da linha de base) e quando a onda estiver em sentido contrário, se afastando do eletrodo explorador, tem-se uma deflexão negativa (para baixo da linha de base). Em contrapartida, durante a repolarização, se a onda se mover em direção ao eletrodo positivo, será registrada uma deflexão negativa e se mover em direção contrária, será observada uma deflexão positiva. No repouso celular, os eletrodos não captam alterações de cargas elétricas, produzindo uma linha reta na linha de base, denominada linha isoelétrica[5]. Desta forma, pode-se visualizar no ECG ondas, complexos, segmentos e intervalos.

## Ondas e complexo

O ECG é composto pelas ondas P, T e U e pelo complexo QRS.

- **Onda P:** corresponde à despolarização atrial e é a primeira forma de onda do ciclo cardíaco[2,3,5,6]. A primeira porção da onda P, predominantemente, representa a despolarização atrial direita e a segunda, a despolarização atrial esquerda[2]. A onda P apresenta-se, em geral, como unifásica, regular, positiva e precede o complexo QRS[1,2,5,6]. A sua duração varia entre 0,06 e 0,10 segundos[1,5,6] e a amplitude varia de 1 mm (0,1 mV) a 2,5 mm (0,25 mV)[1,3,5,6]. A onda P na derivação V1 pode apresentar-se positiva, bifásica ou negativa e na derivação aVR é sempre negativa[5].

- **Complexo QRS:** corresponde à despolarização dos ventrículos e consiste na onda Q, que é a primeira deflexão negativa, na onda R que consiste na primeira deflexão positiva e da onda S, que corresponde a segunda deflexão negativa[1-3,5,6]. A sua duração varia de 0,06 a 0,12 segundos[1,6]. Em geral, a amplitude do QRS é inferior à 2,5 mV (25 mm) nas derivações precordiais e inferior a 1,5 mV (15 mm) nas derivações periféricas[1,6]. A sua morfologia e polaridade são distintas nas diversas derivações. Pode-se observar, em algumas situações, a onda R' que é a deflexão positiva que segue a onda S e a S' que é a deflexão negativa que segue a onda R (Figura 2.6)[1-3].

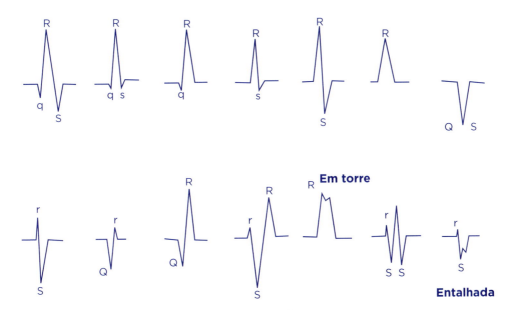

**Figura 2.6.** Nomenclatura do complexo QRS.
Fonte: Quilici AP, Cardoso LF, Ferreira FG et al. Enfermagem em Cardiologia. São Paulo: Editora Atheneu, 2009. p. 145.

- **Onda T:** corresponde à repolarização dos ventrículos e está localizada após o complexo QRS. Esta onda é arredondada e ligeiramente assimétrica, sendo que a fase ascendente é mais lenta e a descendente é mais rápida[1-3,5,6]. Em geral, é positiva na maioria das derivações, mas pode ser negativa em V1, raramente em V2 em crianças ou mulheres jovens e sempre em aVR[1,2]. A sua amplitude não ultrapassa 0,5 mV (5 mm) nas derivações periféricas e 1 mV (10 mm) nas derivações precordiais[1,6]. Entretanto, ressalta-se que sua amplitude é variável, sendo menor que o complexo QRS[2,3,6].

- **Onda U:** nem sempre é visualizada no ECG e, quando presente, pode ser observada após a onda T. Esta onda representa a repolarização tardia das fibras de Purkinje[1,2,5,6]. São, normalmente, pequenas, arredondadas e positivas e sua amplitude varia de 5% e 25% da onda T. Geralmente visível apenas em frequências cardíacas baixas 7. Pode ser visualizada principalmente nas derivações V2, V3 e V4[2].

## Segmentos e intervalos

Um segmento é uma linha, localizada entre as ondas ou complexo[5]. No ECG podem ser visualizados três segmentos: PR, ST e TP.

- **Segmento PR:** é a linha horizontal entre o final da onda P e início do complexo QRS e representa a ativação do nó atrioventricular e a transmissão do impulso elétrico dos átrios para os ventrículos[2,3,5].

- **Segmento TP:** é a linha horizontal entre o final da onda T e o início da onda P. Este segmento, normalmente, é isoelétrico e corresponde ao repouso elétrico cardíaco[5].

- **Segmento ST:** corresponde à linha horizontal entre o final do complexo QRS e o início da onda T e representa a parte inicial da repolarização dos ventrículos[1-3,5,6]. O Ponto de transição entre o término do complexo QRS e o início do segmento ST é denominado ponto J e este deve estar ao nível da linha de base determinada pelo segmento PR 7.

A elevação do segmento ST está frequentemente associada à isquemia ou necrose miocárdica, conforme será discutido no Capítulo 8. No IAMCST, as alterações no segmento ST incluem o infradesnivelamento $\geq$ 0,5 mm em duas derivações contíguas ou a sua elevação 8:

- Acima de 1,5 mm em mulheres nas derivações V2 e V3.
- Acima de 2 mm em homens $\geq$ 40 anos nas derivações V2 e V3.

- Acima de 2,5 mm em homens < 40 anos nas derivações V2 e V3;
- Acima de 1 mm nas demais derivações.

Os intervalos, por sua vez, correspondem à união de um segmento a uma onda ou um complexo[5]. No ECG são analisados dois intervalos: PR e QT.

- **Intervalo PR:** representa o tempo que o estímulo elétrico origina no nó sinusal até alcançar os ventrículos e corresponde ao início da onda P e início do complexo QRS. A sua duração normal, em adultos, varia de 0,12 a 0,20 segundos, podendo variar com a frequência cardíaca[2,5,6].

- **Intervalo QT:** representa o período da sístole ventricular[1-3]. Este intervalo é medido do início do complexo QRS até o final da onda T, representando a duração total da atividade elétrica ventricular 7. O tempo de duração deste intervalo varia de acordo com a idade, sexo e a frequência cardíaca, sendo que quanto maior a frequência cardíaca menor é este intervalo[1-3,5]. O intervalo QT é considerado como curto quando for menor do que 0,39 segundos ou prolongado se for maior do que 0,47 segundos em mulheres e 0,45 segundos em homens[5]. O intervalo QT prolongado indica um período refratário relativo mais longo, pode ser congênito ou adquirido e pode estar relacionado à presença de arritmias[5].

Devido a sua variabilidade em relação à frequência cardíaca ele pode ser ser ajustado de acordo com a frequência (QTc) utilizado-se a fórmula de Bazzet, em que 7,9:

$$QTc = QT \; medido/\sqrt{RR}$$

\* QT medido em milissegundos e distância RR em segundos.

Porém, a fórmula de Bazett não tem acurácia quando há frequência cardíaca < 60 bpm ou > 90 bpm. Nesse caso, deve-se utilizar fórmulas lineares, como as de 4,8:

Fórmula de Hodges:

$$QTC = QT \; medido + 1,75 \; (FC-60)$$

Fórmula de Framingham:

$$QTC = QT \; medido + 0,154 \; (1-RR)$$

As ondas, o complexo, os segmentos e intervalos do ECG podem ser visualizados na Figura 2.7.

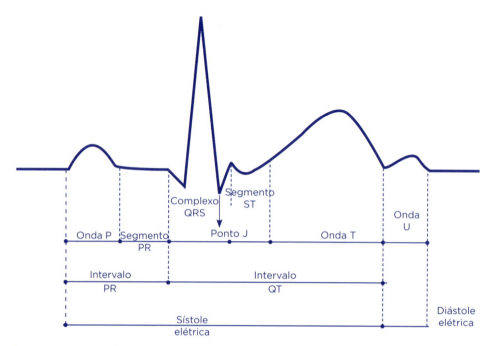

**Figura 2.7.** Traçado eletrocardiográfico.
Fonte: Quilici AP, Cardoso LF, Ferreira FG et al. Enfermagem em Cardiologia. São Paulo: Editora Atheneu, 2009. p. 143.

## Resumo

O eletrocardiograma continua sendo um dos exames mais importantes para detecção das arritmias, além do que a sua relação custo-benefício é muito maior quando comparada aos outros métodos.

O ECG é composto pelas ondas P (despolarização atrial), T (repolarização ventricular) e U (repolarização tardia das fibras de Purkinje) e pelo complexo QRS (despolarização ventricular), além dos intervalos PR e QT e os segmentos PR, ST e TP, que são apresentados em um papel milimetrado. Na horizontal, o papel do ECG representa o tempo, em que cada quadrado pequeno corresponde à 0,04 segundos e na vertical, a amplitude ou a voltagem, em que cada quadrado pequeno representa 1 mm ou 0,1 mV.

## Referências bibliográficas

1. Filho Luna B. Eletrocardiografia. In: Stefanini E, Kasinski N, Carvalho AC. Guias de medicina ambulatorial e hospitalar UNIFESP/Escola Paulista de Medicina: cardiologia. Barueri: Manole; 2004, 27-43.
2. Hernandes V, Quilici AP, Bento AM, Ferreira FG, Cardoso LF, Bagnatori RS, et al. Noções básicas do ECG, enfermagem em cardiologia. São Paulo: Atheneu; 2009, 133-148.
3. Feldman J, Goldwasser GP. Eletrocardiograma: recomendações para a sua interpretação. Rev Socerj. 2004;17(4):251-6.
4. Nicolau JC, et al. Sociedade Brasileira de Cardiologia. Diretriz de interpretação de eletrocardiograma de repouso. Arq Bras Cardiol. 2003;80(2):1-18.

Princípios Básicos do Eletrocardiograma

5. Aehlert B. ACLS: suporte avançado de vida em cardiologia. 5. ed. Rio de Janeiro: Elsevier; 2018.
6. Lopes JL, Barros IBL. Avaliação do eletrocardiograma: principais ritmos cardíacos. In: Barros ALBL & cols. Anamnese e exame físico: avaliação diagnóstica de enfermagem no adulto. 2. ed. Porto Alegre: Artmed; 2010, 375-395.
7. Pastore CA, Pinho JA, Pinho C, Samesima N, Pereira-Filho HG, Kruse JCL, et al. III Diretrizes da Sociedade Brasileira de Cardiologia sobre análise e emissão de laudos eletrocardiográficos. Arq Bras Cardiol. 2016;106(4):1-23.
8. Bernoche C, Timerman S, Polastri TF, Giannetti NS, Siqueira AWS, Piscopo A, et al. Atualização da Diretriz de Ressuscitação Cardiopulmonar e Cuidados de Emergência da Sociedade Brasileira de Cardiologia, 2019. Arq Bras Cardiol. 2019;113(3):449-663.
9. Oliveira Neto NRO. ECG – Ciência e aplicação clínica. 1. ed. São Paulo: Sarvier; 2016.

# Análise da Frequência e do Ritmo Cardíaco

Juliana de Lima Lopes
Fátima Gil Ferreira
Sidnei Seganfredo Silva

Saber analisar e interpretar o eletrocardiograma é um atributo essencial para a prática profissional do enfermeiro que busca identificar nos pacientes sob seus cuidados alterações na atividade elétrica cardíaca decorrentes de disfunções miocárdicas em variados contextos, como na síndrome coronariana aguda, nas alterações metabólicas e eletrolíticas, cardiomiopatias, hipertensão arterial, toxicidade e terapêutica medicamentosa, podendo então sugerir intervenções rápidas e eficazes que garantam a vida e o bem-estar dos seus pacientes[1].

O primeiro passo para interpretar o eletrocardiograma é compreender quais aspectos devem ser analisados. Para a interpretação do ECG é importante que se faça uma análise sistemática das ondas, segmentos e intervalos[1-11]. Para tanto, deve-se avaliar os seguintes aspectos:

1. Regularidade.
2. Frequência cardíaca.
3. Existência e morfologia da onda P e a presença de uma onda P para cada complexo QRS.
4. Duração do complexo QRS.
5. Duração do intervalo PR e do intervalo QT.
6. Segmento ST e ponto J na linha isoelétrica.
7. Morfologia da onda T.

## Ritmo regular ou irregular

Diz-se que o ritmo é regular quando a distância entre duas ondas iguais é a mesma. A melhor forma de avaliar se o ritmo é regular ou irregular é mensurando a distância entre o intervalo R-R[6,7,11]. Se o intervalo R-R é constante, logo, o ritmo é regular; se o intervalo R-R sofre variações, o ritmo é irregular, como se observa na Figura 3.1.

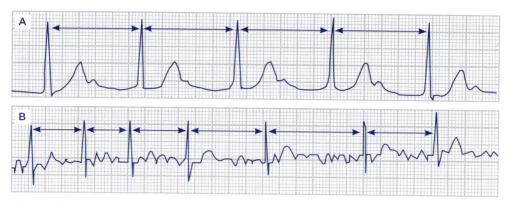

**Figura 3.1.** Ritmo regular e irregular no eletrocardiograma. A) Ritmo regular; e B) ritmo irregular.
Fonte: Serviço de Eletrocardiograma do Instituto do Coração do Hospital das Clínicas da Faculdade de Medicina da Universidade de São Paulo (InCor-HCFMUSP).

## Frequência cardíaca

A frequência cardíaca normal de um adulto varia entre 50 e 100 batimentos por minuto. Considera-se taquicardia a frequência cardíaca acima de 100 batimentos por minuto e bradicardia a frequência cardíaca abaixo de 50 batimentos por minuto[3].

A determinação da frequência cardíaca por meio do eletrocardiograma pode ser alcançada por meio de métodos que variam conforme a regularidade ou irregularidade do ritmo. Para ritmos regulares existem dois métodos para se determinar a frequência cardíaca. O primeiro método é conhecido como o método dos quadrados pequenos, e consiste em dividir 1.500 pelo número de quadrados pequenos existentes entre duas ondas R consecutivas, ou seja, entre o intervalo R-R[5-7,11]. O motivo do uso do número 1.500 é que em um minuto corrido do papel milimetrado, com o aparelho de ECG programado na velocidade padronizada de 25 mm/segundo, temos 1.500 mm (25 mm × 60 segundos)[11] (Figura 3.2).

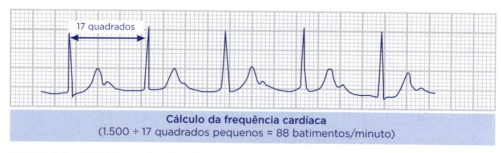

**Figura 3.2.** Contagem da frequência cardíaca utilizando o método de 1.500 dividido pelo número de quadrados pequenos, entre duas espículas consecutivas das ondas R.

O segundo método para determinar a frequência cardíaca em ritmos regulares é o método sequencial. O método sequencial consiste em realizar uma contagem dos quadrados grandes entre duas ondas R consecutivas. Deve-se tomar como referência a primeira onda R que esteja alinhada à linha vertical mais grossa que delimita o início do quadrado grande e, em seguida, contar as próximas linhas grossas subsequentes, dando-lhes os seguintes valores: 300, 150, 100, 75, 60 e 50. Avalie em qual posição dentre essa sequência de números encontra-se a próxima onda R e, desta forma, obteremos o valor aproximado da frequência cardíaca[6,11] (Figura 3.3).

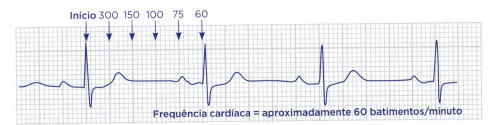

**Figura 3.3.** Contagem da frequência cardíaca utilizando o método sequencial.
Fonte: Serviço de Eletrocardiograma do Instituto do Coração do Hospital das Clínicas da Faculdade de Medicina da Universidade de São Paulo (InCor-HCFMUSP).

Para a determinação da frequência cardíaca de ritmos irregulares, deve-se contar o número de complexos QRS em uma mesma derivação e em um intervalo de 30 quadrados grandes, o que equivale a seis segundos e, em seguida, multiplicar o valor encontrado por dez (6 segundos × 10 = 60 segundos)[6,8,11] (Figura 3.4).

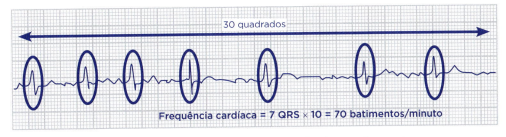

**Figura 3.4.** Contagem da frequência cardíaca de ritmos irregulares.
Fonte: Serviço de Eletrocardiograma do Instituto do Coração do Hospital das Clínicas da Faculdade de Medicina da Universidade de São Paulo (InCor-HCFMUSP).

## Onda P

A onda P é a primeira onda observada no ECG normal e representa a transmissão do impulso elétrico pelas células atriais, ou seja, a despolarização atrial[2-4,6-11].

A primeira metade da onda P corresponde a despolarização do átrio direito e a segunda metade, a despolarização do átrio esquerdo, isto porque a despolarização do átrio direito antecede a do átrio esquerdo[4,5,10].

A onda P possui morfologia arredondada, simétrica, com duração máxima de 0,10 segundos e amplitude máxima de 2,5 mm e precede todos complexos QRS[3-5,7,11].

No ritmo sinusal, a deflexão da onda P é positiva, ou seja, está acima da linha isoelétrica, exceto em aVR que é sempre negativa, ou seja, abaixo da linha isoelétrica. Ressalta-se que em V1 pode ser positiva, negativa ou difásica[4,7].

É importante, ao se avaliar o ECG, verificar as características da onda P, observando-se a normalidade da sua morfologia, a sua presença no ECG, sua posição referente ao complexo QRS e se para toda onda P existe um complexo QRS[2-11] (Figura 3.5).

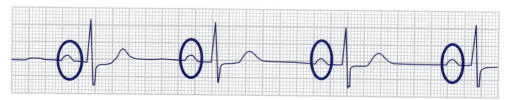

**Figura 3.5.** Avaliação da onda P no ECG.
Fonte: Serviço de Eletrocardiograma do Instituto do Coração do Hospital das Clínicas da Faculdade de Medicina da Universidade de São Paulo (InCor-HCFMUSP).

## Complexo QRS

O complexo QRS representa a despolarização ventricular, a qual se inicia na camada mais interna do músculo cardíaco, no endocárdio[8]. O complexo QRS é geralmente constituído de três diferentes deflexões, sendo a primeira a onda Q, deflexão negativa que representa a despolarização septal interventricular pelo fascículo septal do ramo esquerdo. A segunda deflexão é a onda R, onda de grande amplitude e positiva e a terceira deflexão é a onda S, a segunda deflexão negativa[2-11]. Entretanto, a polaridade e morfologia do QRS são variáveis e podem apresentar diversos padrões[4,7].

Durante a análise do ECG é importante avaliar a morfologia, a presença e a duração do complexo QRS. O complexo QRS deve estar presente a cada ciclo cardíaco[4,7] e ter duração de até 0,12 segundos[3,10]. Denomina-se complexo QRS estreito aquele que se encontra dentro do limite normal de duração e largo, o que excede a duração de 0,12 segundos. Um complexo QRS estreito indica que a condução do estímulo elétrico está ocorrendo por meio da via habitual de condução ventricular. No entanto, se o complexo QRS é largo, provavelmente o estímulo não está sendo propagado pelas vias habituais de condução e a despolarização, portanto, ocorre de forma mais lenta[10,11].

Além disso, o QRS pode ser classificado conforme sua morfologia entre monomórfico ou polimórfico. O QRS monomórfico é aquele que se apresenta com a mesma morfologia em todos os complexos, e o QRS polimórfico é aquele que se apresenta com variadas formas[3,11] (Figura 3.6).

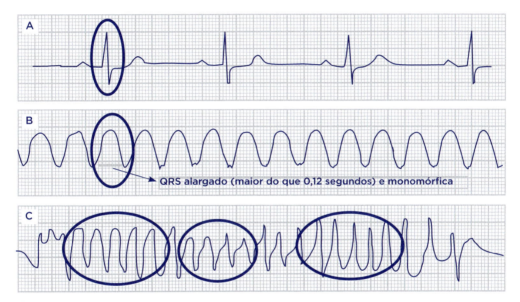

**Figura 3.6.** Morfologia do complexo QRS. A) QRS estreito; B) QRS alargado e monomórfica; e C) QRS alargado e polimórfica.
Fonte: Serviço de Eletrocardiograma do Instituto do Coração do Hospital das Clínicas da Faculdade de Medicina da Universidade de São Paulo (InCor-HCFMUSP).

## Intervalo PR

O intervalo PR é medido do início da onda P até o começo do complexo QRS, e representa o tempo necessário para que o estímulo elétrico percorra pelas vias de condução desde o seu início, no nó sinusal, até alcançar os ventrículos[2-11]. O intervalo PR varia de 0,12 a 0,20 segundos e, em situações não patológicas, varia conforme a frequência cardíaca de forma inversamente proporcional: quanto maior a frequência cardíaca menor o tempo do intervalo PR, e quanto menor a frequência cardíaca maior a duração do intervalo PR[7-9].

Na interpretação do ECG é preciso avaliar o tempo de duração do intervalo PR, observando se encontra dentro dos limites da normalidade. Valores abaixo de 0,12 segundos podem indicar que o impulso elétrico percorreu uma via acessória de condução diferente da dos feixes internodais, e valores acima de 0,20 segundos são sinal de bloqueio atrioventricular[8]. Além disso, é necessário atentar-se para a constância ou variação do tempo de duração dos intervalos PR entre si[11] (Figura 3.7).

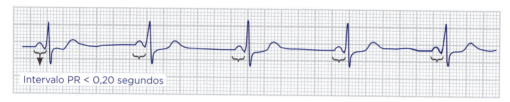

**Figura 3.7.** Avaliação do intervalo PR no eletrocardiograma.
Fonte: Serviço de Eletrocardiograma do Instituto do Coração do Hospital das Clínicas da Faculdade de Medicina da Universidade de São Paulo (InCor-HCFMUSP).

## Intervalo QT

O intervalo QT é definido como o período entre o início da onda Q e o término da onda T, e representa a atividade elétrica ventricular total, ou seja, a despolarização e a repolarização ventricular[2-11].

O intervalo QT varia conforme a frequência cardíaca e é preciso ser corrigido mediante algumas fórmulas, como a de Bazett, a de Framingham e a de Hodges. A fórmula de Bazett[3,7] é a mais utilizada para realizar este cálculo, sendo o valor do intervalo QT corrigido (QTc) obtido por meio da razão entre o valor do intervalo QT e a raiz quadrada do valor do intervalo R-R:

$$QTc = \frac{iQT \text{ (em segundos)}}{\sqrt{RR} \text{ (em segundos)}}$$

O uso da fórmula de Bazett, entretanto, apresenta limitações para frequências cardíacas inferiores a 60 ou superiores a 90 batimentos por minuto. Nestes casos, as fórmulas de Framingham ou de Hodges são mais indicadas[3].

Nas fórmulas de Framingham e de Hodges, o valor do QTc é obtido por meio das seguintes equações respectivamente:

- **Framingham:** QTc = iQT + 0,154 (1 − RR)
- **Hodges:** QTc = iQT + 1,75 (FC − 60)

Após corrigido o valor de QT, é necessário avaliar a normalidade do valor obtido, que deve ser de até 450 milissegundos para homens e de até 470 milissegundos para mulheres[3]. A avaliação do intervalo QT é importante, pois alguns eventos arrítmicos de alta mortalidade, como a *torsades de pointes*, estão relacionados ao aumento deste intervalo[2,3,11].

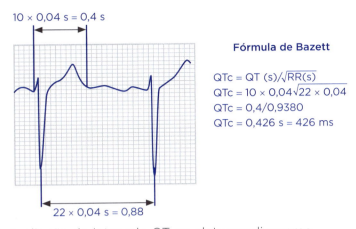

**Figura 3.8.** Avaliação do intervalo QT no eletrocardiograma.
Fonte: Disponível em: <https://cardiopapers.com.br/intervalo-qt-quais-os-valores-normais/>. Uso da Fórmula de Bazett para correção do valor de QT.

## Segmento ST e ponto J

O segmento ST é o segmento que une o final do complexo QRS ao início da onda T e representa o início da repolarização ventricular. O ponto J é o ponto de transição entre o fim da onda S e o início do segmento ST. Tanto o segmento ST quanto o ponto J devem estar ao nível da linha de base, a qual pode ser identificada comparando-se o nível da linha do segmento PR[2-5,7-9,11] (Figura 3.9).

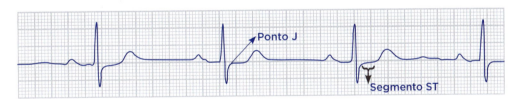

**Figura 3.9.** Avaliação do segmento ST e ponto J no eletrocardiograma.
Fonte: Serviço de Eletrocardiograma do Instituto do Coração do Hospital das Clínicas da Faculdade de Medicina da Universidade de São Paulo (InCor-HCFMUSP).

Ocasionalmente, pode haver variações nesse padrão identificando-se alterações para cima, supradesnivelamento, ou para baixo, infradesnivelamento, e quaisquer alterações devem ser avaliadas com cautela, pois podem diagnosticar quadros patológicos[2,3,5,7-9,11].

A situação patológica de maior importância no que se refere às alterações do segmento ST e do ponto J é o infarto agudo do miocárdio. O infarto agudo do miocárdio com supradesnivelamento do segmento ST e do ponto J pode ser diagnosticado pelo ECG por meio da elevação destes caracteres em duas derivações contíguas. Nas derivações precordiais V2 e V3 essa elevação deve ser ≥ 1,5 milímetros em mulheres, ≥ 2,0 milímetros em homens acima de 40 anos e ≥ 2,5 milímetros em homens com idade inferior a 40 anos e/ou acima de 1 milímetro nas demais derivações[3]. O infradesnivelamento, entretanto, deve ser ≥ 0,5 milímetros em duas derivações contíguas[3].

## Onda T

A onda T é a terceira onda do ECG e corresponde à repolarização ventricular. Ela é normalmente assimétrica, ligeiramente arredondada, positiva em todas as derivações – com exceção de aVR –, é de amplitude variável, porém, menor do que o complexo QRS[4,5,7] (Figura 3.10).

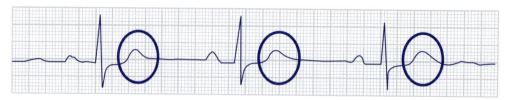

**Figura 3.10.** Avaliação da onda T.
Fonte: Serviço de Eletrocardiograma do Instituto do Coração do Hospital das Clínicas da Faculdade de Medicina da Universidade de São Paulo (InCor-HCFMUSP).

A onda T deve ser avaliada com relação a sua morfologia, amplitude e polaridade, pois alterações nessa onda pode retratar eventos isquêmicos ou distúrbios eletrolíticos[7-9].

A presença de onda T invertida pode representar a existência de isquemia miocárdica; no entanto, neste caso, além da inversão da polaridade, verifica-se a onda T apiculada e simétrica[7,9], como observa-se no Capítulo 8.

Outras alterações ocasionalmente verificadas são as ondas T positivas, apiculadas, de grande amplitude, quase da mesma amplitude do complexo QRS, que podem representar quadros de hiperpotassemia e, alterações como o achatamento das ondas T que podem ser observadas em quadros de hipopotassemia[7,9], como pode-se ver no Capítulo 11.

## Eletrocardiograma normal

O eletrocardiograma normal representa o ritmo sinusal evidenciado por um ritmo regular, com frequência cardíaca variante entre 50 e 100 batimentos por minuto, presença de ondas P com morfologia normal, únicas e precedentes a todo complexo QRS. O complexo QRS não excede a 0,12 segundos, o intervalo PR é menor que 0,20 segundos, o segmento ST e o ponto J se encontram na linha isoelétrica, e a onda T é positiva em todas as derivações, com exceção da derivação aVR[2-11] (Figura 3.11).

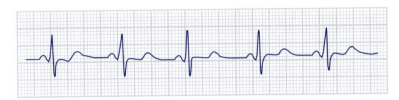

**Figura 3.11.** Eletrocardiograma normal.
Fonte: Serviço de Eletrocardiograma do Instituto do Coração do Hospital das Clínicas da Faculdade de Medicina da Universidade de São Paulo (InCor-HCFMUSP).

## Resumo

A análise sistemática do eletrocardiograma permite ao enfermeiro identificar a frequência cardíaca, o ritmo, bem como alterações isquêmicas, metabólicas e eletrolíticas; no entanto, não deve ser utilizado como única fonte de avaliação do paciente, é de suma importância que o eletrocardiograma seja usado como exame complementar ao exame físico e a outros exames diagnósticos e laboratoriais.

## Referências bibliográficas

1. Santos ES, Pires EC, Silva JT, Sallai VS, Bezerra DG, Rebustini RELF. Habilidade dos enfermeiros na interpretação do eletrocardiograma de 12 derivações. Rev Baiana Enfermagem. Salvador. 2017;31(1):1-8.
2. Aehlert B. ACLS: suporte avançado de vida em cardiologia. 5. ed. Rio de Janeiro: Elsevier; 2018.
3. Pastore CA, Pinho JA, Pinho C, Samesima N, Pereira-Filho HG, Kruse JCL, et al. III Diretrizes da Sociedade Brasileira de Cardiologia sobre análise e emissão de laudos eletrocardiográficos. Arq Bras Cardiol. 2016;106(4):1-23.
4. Hernandes V, Dietrich CO. Noções básicas do ECG. In: Quilici AP, Ferreira FG, Cardoso LF, et al. Enfermagem em cardiologia. 2. ed. São Paulo: Atheneu; 2014, 141-157.
5. Filho Luna B. Eletrocardiografia. In: Stefanini E, Kasinski N, Carvalho AC. Guias de medicina ambulatorial e hospitalar UNIFESP/ Escola Paulista de Medicina: cardiologia. Barueri: Manole; 2014, 27-43.
6. Dubin D. Interpretação rápida do ECG: um novo e simples método para leitura sistemática dos eletrocardiogramas. 3. ed. Rio de Janeiro: Editora de Publicações Científicas; 1996.
7. Goldwasser GP. Eletrocardiograma orientado para o clínico. 3. ed. Rio de Janeiro: Rubio; 2009.
8. Meltzer LE, Pinneo R, Kitchell JR. Intensive coronary care. 3. ed. USA: The Charles Press; 1977.
9. Cintra EA, Nishide VM, Nunes WA. Assistência de enfermagem ao paciente gravemente enfermo. 2. ed. São Paulo: Atheneu; 2008, 223-236.
10. Thaler MS. ECG essencial: eletrocardiograma na prática diária. 7. ed. Porto Alegre: Artmed; 2013, 9-60.
11. Aehlert B. ACLS: suporte avançado de vida em cardiologia: emergências em cardiologia. 3. ed. Rio de Janeiro: Elsevier; 2007, 119-206.

# Análise do Eixo Elétrico Cardíaco

Ana Paula Fernandes

Camila de Souza Carneiro

Marina Bertelli Rossi

O eixo elétrico cardíaco se refere à direção da despolarização que se difunde no coração para estimular a contração das fibras musculares, ou seja, a orientação espacial da atividade elétrica[1,2]. Para demonstrar a direção da atividade elétrica, usa-se um vetor que mostra a direção na qual a maior parte do estímulo elétrico (despolarização) está caminhando[2].

Por meio do eixo cardíaco, o enfermeiro – com as demais informações adquiridas no Eletrocardiograma (ECG) – pode reconhecer alterações como isquemia, bloqueios, hipertrofia e outras patologias que, juntamente com aspectos clínicos e laboratoriais, podem nortear e melhorar a assistência prestada ao paciente.

## Como ocorrem os registros?

O vetocardiógrafo consta de um oscilógrafo de raios catódicos: um cátodo e uma fonte de elétrons (feixe de íons). Esse feixe passa através de dois pares perpendiculares de placas, os quais permitem a deflexão horizontal e vertical de elétrons[3].

No vetocardiógrafo, as placas estão eletricamente conectadas aos eletrodos que são ligados ao corpo avaliado. Entre cada par de derivações registradas, o feixe será deslocado conforme o sentido das forças em atividade[3].

Para o registro de cada plano utilizam-se duas derivações perpendiculares: transversal e vertical para o plano frontal, transversal e anteroposterior para o plano horizontal, e vertical e anteroposterior para o plano sagital[3].

Os vetores são tridimensionais caracterizados pelos planos horizontal, vertical e sagital.

## Sistema hexa-axial e eixo cardíaco normal

Na prática clínica, usualmente se estima o eixo elétrico do coração por meio das derivações eletrocardiográficas periféricas determinadas no plano frontal (DI, DII, DIII, aVR, aVF, aVL), que formam o sistema hexa-axial ou rosa dos ventos[1,4,5,6].

O sistema hexa-axial é visualizado por meio de uma circunferência graduada, sendo que a derivação DI separa dois campos, um dos valores positivos (0 a 180°) e outro, negativos (0 a −180°), formando angulações de 30°[2]. Deve-se ressaltar que cada derivação possui um vetor, que mostra a direção da despolarização.

O vetor cardíaco é representado por uma seta e qualquer força elétrica que tenha magnitude e direção pode ser considerada um vetor. Na representação vetorial, o comprimento da seta indica a magnitude da força elétrica e a "cabeça da seta" indica a sua polaridade. Desta forma, cada derivação possui um lado do vetor com polaridade positiva ("cabeça") e o lado oposto, com polaridade negativa, como mostra a derivação da Figura 4.1[5].

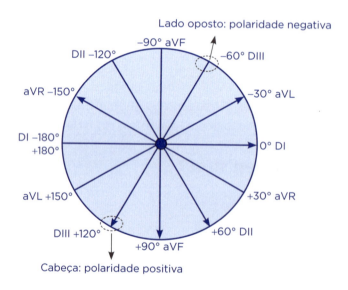

**Figura 4.1.** Sistema hexa-axial ou rosa dos ventos[5].
Fonte: Acervo da autoria do capítulo.

Quando se somam todos os vetores da despolarização ventricular, tem-se um "grande vetor médio do complexo QRS" (Figura 4.2), que representa a direção geral de despolarização ventricular. A origem desse vetor médio será sempre no nó atrioventricular, apontando levemente para a esquerda e para baixo[1]. Este eixo elétrico médio dos ventrículos normais é de +59° e, em algumas condições patológicas cardíacas, esta direção se altera de modo importante, como será discutido posteriormente[4].

Análise do Eixo Elétrico Cardíaco

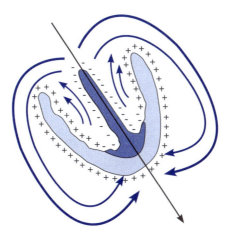

**Figura 4.2.** Vetor médio com complexo QRS[4].
Fonte: Acervo da autoria do capítulo.

O "eixo" cardíaco normal pode variar entre −30° e +90°; entretanto, se o coração se desloca, o vetor também se desloca na mesma direção[1], sendo considerado desvio de eixo para direita entre +90° e +180° e para esquerda entre −30° e −90°[1] (Figura 4.3).

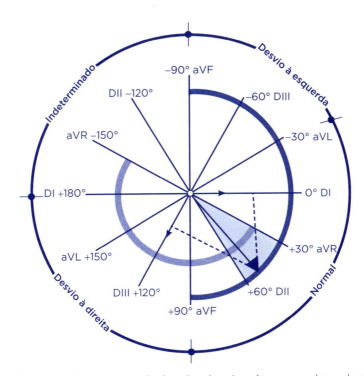

**Figura 4.3.** Eixo cardíaco normal, desvio de eixo à esquerda e desvio de eixo à direita[1].
Fonte: Acervo da autoria do capítulo.

## Avaliação do eixo cardíaco

Anteriormente à avaliação do eixo cardíaco, deve-se relembrar que, como descrito no Capítulo 2, quando a onda de despolarização das células cardíacas se movem em sentido ao eletrodo positivo ou explorador, observa-se no ECG uma deflexão positiva do complexo QRS, ou seja, acima da linha isoelétrica, e quando a onda estiver em sentido contrário, afastando-se do eletrodo explorador, tem-se uma deflexão negativa (para baixo da linha isoelétrica).

Um dos métodos mais didáticos para avaliação do eixo cardíaco utiliza as derivações DI e aVF do ECG. Na derivação DI, o potencial elétrico (vetor) normal se desloca do braço direito (negativo) para o esquerdo (positivo). Assim, se o complexo QRS foi positivo (deflexão positiva) na derivação DI, o vetor médico do QRS irá para a metade esquerda da esfera. Se o complexo QRS for negativo (deflexão negativa) nessa derivação, o vetor médio irá para a metade direita da esfera[1] (Figura 4.4).

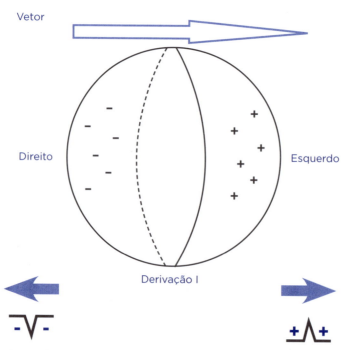

**Figura 4.4.** Sentido do vetor médio de acordo com a deflexão positiva ou negativa do complexo QRS na derivação DI[1].
Fonte: Acervo da autoria do capítulo.

Já na derivação aVF, o potencial elétrico (vetor) normal se desloca de cima (negativo) para baixo (positivo). Portanto, se o complexo QRS for positivo nessa derivação, o vetor médio do QRS apontará para baixo. Em contrapartida, se o complexo QRS for negativo, o vetor médio apontará para cima[1] (Figura 4.5).

Análise do Eixo Elétrico Cardíaco

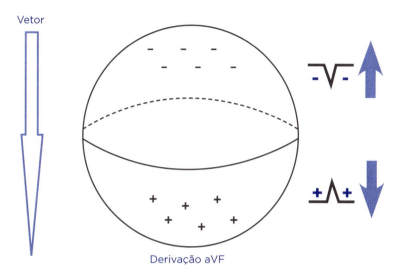

**Figura 4.5.** Sentido do vetor médio de acordo com a deflexão positiva ou negativa do complexo QRS na derivação aVF[1].
Fonte: Acervo da autoria do capítulo.

Sendo assim, se o QRS for positivo na derivação DI e também positivo em AVF, o vetor apontará para baixo e para a esquerda, ou seja, variação normal do eixo cardíaco (0 a +90°)[1] como demonstrado na Figura 4.6.

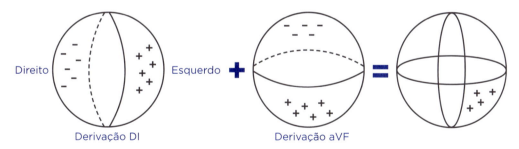

**Figura 4.6.** Variação normal do eixo cardíaco utilizando as derivações DI e aVF[1].
Fonte: Acervo da autoria do capítulo.

Quando o complexo QRS das derivações DI e aVF apresentar deflexão negativa, observa-se que o eixo cardíaco se encontra entre −90° e −180° (eixo indeterminado); quando o complexo QRS de DI for positivo e aVF negativo, o eixo se encontra entre 0 e −90° (provável desvio de eixo à esquerda) e; quando o complexo QRS de DI for negativo e aVF positivo, o eixo se encontra entre +90° e +180° (desvio de eixo à direita)[1]. Vejamos:

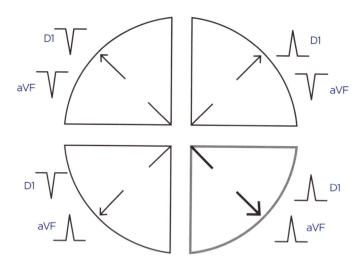

**Figura 4.7.** Definições do eixo e deflexões do complexo QRS nas derivações DI e aVF[1].
Fonte: Acervo da autoria do capítulo.

Outra forma mais precisa de se identificar o eixo cardíaco (localização fina) é verificando, primeiramente, em qual derivação periférica o complexo QRS é mais isodifásico, ou seja, quando o complexo QRS está positivo e negativo na mesma proporção, baseando-se na linha isoelétrica. Vejamos:

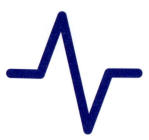

**Figura 4.8.** Complexo QRS isodifásico.
Fonte: Acervo da autoria do capítulo.

Em seguida, deve-se buscar a derivação que faz um ângulo de 90° com a derivação isodifásica. Posteriormente, observa-se se nessa última derivação (a que faz ângulo de 90° com a derivação isodifásica), o complexo QRS se apresenta com predominância positiva ou negativa. Caso o predomínio do complexo QRS seja positivo, significa que o vetor médio está direcionado para o polo positivo dessa derivação[2]. Por exemplo, se o QRS for isodifásico na derivação DIII, deve-se observar a predominância positiva ou negativa do complexo QRS da derivação aVR, pois essa derivação forma um ângulo de 90° com a derivação DIII. Caso o complexo QRS tenha predominância positiva em aVR, o eixo cardíaco será de −150°; se o complexo QRS tiver predominância negativa em aVR, o eixo cardíaco será de +30°, como mostra a Figura 4.9.

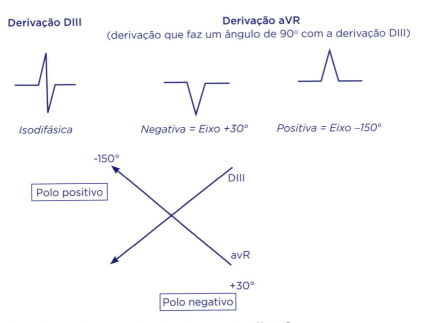

**Figura 4.9.** Exemplo de avaliação do eixo cardíaco[2].
Fonte: Acervo da autoria do capítulo.

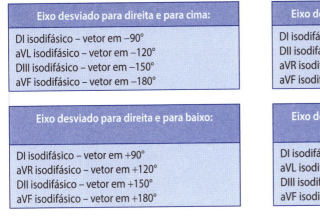

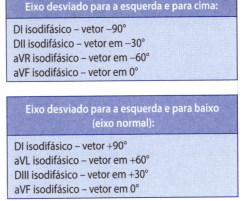

Quando o complexo isodifásico não existe, utilizam-se outras regras:
- O eixo do QRS deve estar paralelo à derivação do ECG que apresentar o complexo QRS de maior positividade, ou seja, sobre a linha dessa derivação[2,5].
- O eixo do QRS deve apontar em direção oposta à derivação do ECG com complexo QRS de maior negatividade.

- Quando todas as derivações periféricas apresentarem complexos QRS positivos (exceto AVR), o eixo do QRS estará a 45°[2,5].

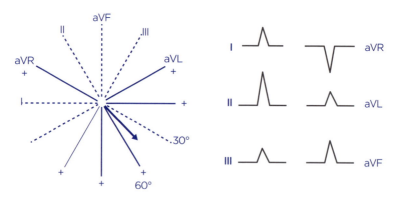

**Figura 4.10.** Vetor a 45° e a morfologia do complexo QRS nas derivações do plano frontal[5].
Fonte: Acervo da autoria do capítulo.

Quando há QRS isodifásicos em mais de uma derivação, podemos dizer que o eixo é indeterminado[7].

Por fim, a determinação do eixo horizontal utiliza as derivações precordiais (V1 a V6). O eixo horizontal pode apontar para frente ou para trás, sendo considerado normal o eixo para trás. Para isso, o QRS deve ser predominantemente negativo em derivações precordiais direitas (V1 – V2) e positivo nas esquerdas (V5 a V6)[7,8]. A localização do eixo horizontal não é muito utilizada na prática clínica, deste modo, podemos simplificar sua localização analisando o complexo QRS de V1. Se ele estiver negativo, o eixo estará normal, ou seja, voltado para trás[1].

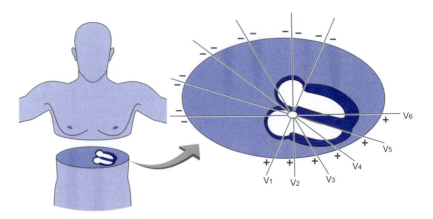

**Figura 4.11.** Vetores no plano horizontal[1].
Fonte: Acervo da autoria do capítulo.

# Condições ventriculares anormais que causam desvio de eixo

Várias condições cardíacas podem causar o desvio de eixo, além dos limites normais, dentre elas a hipertrofia de ventrículo direito ou esquerdo, bloqueios de ramo direito ou esquerdo, hipertensão pulmonar e a necrose miocárdica, que serão discutidos nos próximos capítulos.

- **Hipertrofia de ventrículo esquerdo:** a hipertrofia do músculo cardíaco à esquerda faz com que tenha maior potencial elétrico desta área. Desta forma, a onda de despolarização demora mais tempo para passar pelo músculo, o que causa o desvio do eixo para o lado hipertrofiado do coração, neste caso, o esquerdo[4]. Entretanto, apenas o ECG não é suficiente para realizar este diagnóstico e sim, um conjunto de critérios, como quadro clínico[9], por exemplo.

- **Hipertrofia de ventrículo direito:** a hipertrofia do músculo cardíaco à direita faz com que tenha maior potencial elétrico desta área. Desta forma, a onda de despolarização demora mais tempo para passar pelo músculo, o que causa o desvio do eixo para o lado hipertrofiado do coração, neste caso, o direito[4,9].

- **Bloqueio de ramo esquerdo:** uma vez que as paredes laterais dos ventrículos se despolarizam quase ao mesmo instante, os potenciais gerados pelos dois ventrículos quase se neutralizam mutuamente. Entretanto, se um dos ramos estiver bloqueado, o impulso elétrico cardíaco se espalhará pelo ventrículo normal muito antes que pelo outro, e a despolarização não ficará mais simultânea. Quando o ramo esquerdo é bloqueado, a despolarização se espalha pelo ventrículo direito (VD) duas ou três vezes mais rápido que pelo ventrículo esquerdo (VE). Consequentemente, grande porção do VE permanece polarizada por até 0,1 segundo após o VD ter sido totalmente despolarizado. Assim, o VD passa a ser eletronegativo, enquanto o VE permanece eletropositivo durante a maior parte do processo de despolarização e um grande vetor se projeta na direção do VD para o VE. Dessa forma, ocorre desvio acentuado do eixo para a esquerda, pois a extremidade positiva do vetor aponta na direção do VE[4,9].

- **Bloqueio de ramo direito:** quando o ramo direito é bloqueado, a despolarização se espalha pelo VE duas ou três vezes mais rápido do que pelo VD. Consequentemente, grande porção do VD permanece polarizada por até 0,1 segundo após o VE ter sido totalmente despolarizado. Assim, o VE passa a ser eletronegativo, enquanto o VD permanece eletropositivo durante a maior parte do processo de despolarização e um grande vetor se projeta na direção do VE para o VD. Dessa forma, ocorre desvio acentuado do eixo para a direita, pois a extremidade positiva do vetor aponta na direção do VD[4,9].

- **Necrose miocárdica:** em casos de infarto do miocárdio, a área eletricamente inativa do coração (sem suprimento sanguíneo e que por sua vez não conduz o impulso elétrico) não tem vetores e, consequentemente, o vetor médio do QRS tende a apontar em direção contrária.

## Resumo para avaliação do eixo elétrico médio de eletrocardiograma

O eixo elétrico cardíaco se refere à direção da despolarização que se difunde por meio do coração para estimular a contração das fibras musculares, e a sua normalidade encontra-se entre $-30°$ e $+90°$.

O eixo cardíaco pode ser identificado de diversas formas:

- avaliando as derivações DI e a aVF, sendo que, quando ambas derivações apresentarem complexos QRS positivos, o eixo cardíaco será normal (0 a $+90°$);
- avaliando qual derivação periférica é isodifásica. A partir dessa derivação, deve-se identificar a polaridade do complexo QRS que é perpendicular a ela, ou seja, a que faz um ângulo de $90°$. Se o complexo QRS for positivo, o eixo cardíaco estará localizado no polo positivo ou explorador e, se for negativo, o eixo cardíaco estará localizado no polo negativo dessa derivação;
- avaliando qual complexo QRS é mais positivo nas derivações periféricas, sendo que o eixo cardíaco deve estar paralelo a essa derivação;
- avaliando qual complexo QRS é mais negativo nas derivações periféricas, sendo que o eixo cardíaco deve estar oposto a essa derivação;
- avaliando todas as derivações periféricas, caso todos os complexos QRS estiverem positivos, com exceção de aVR, o eixo cardíaco estará a $45°$.

## Referências bibliográficas

1. Dubin D. Rapid interpretation of EKG's. 6. ed. Tampa FL, Cover Publishing. 2000.
2. Qulici AP, Bento AM, Fátima GF, Cardoso LF, Bagnatori RS, Moreira RSL, et al. Enfermagem em cardiologia. 2. ed. São Paulo: Atheneu; 2014.
3. Pastore CA, Samesima N, Munerato R. Vetocardiograma. In: Friedmann AA. Eletrocardiograma em 7 aulas: Temas avançados e outros métodos. 2. ed. São Paulo: Manole; 2016, 278-284.
4. Hall JE. Guyton & Hall Tratado de fisiologia médica. 13. ed. Rio de Janeiro: Guanabara Koogan; 2017.
5. Lantier LC, Bertoletti JC. Interpretação eletrocardiográfica adulta e pediátrica. Porto Alegre: Artmed; 2006, 26-29.
6. Azevedo DF. Iniciação à eletrocardiografia. Porto Alegre: Artes Médicas; 1999, 61-70.
7. Pastore CA, Pinho JA, Pinho C, Samesima N, Pereira-Filho HG, Kruse JCL, et al. III Diretrizes da Sociedade Brasileira de Cardiologia sobre análise e emissão de laudos eletrocardiográficos. Arq Bras Cardiol. 2016;106(4):1-23.
8. Santos ECL, Figuinha FCR, Mastrocola F. Manual de Eletrocardiografia Cadiogardiopapers. 1. ed. Rio de janeiro: Atheneu; 2017, 48-53.
9. Moffa PJ, Sanches PCR. O eletrocardiograma normal. In: Tranchesi: Eletrocardiograma: normal e patológico. São Paulo: Roca; 2001.

# 5

# Monitorização Eletrocardiográfica

Maria Francilene Silva Souza

Fátima Gil Ferreira

## Introdução

O eletrocardiograma (ECG) é o registro da atividade elétrica do coração. Em condições normais, cada impulso elétrico é produzido no nó sinusal e propaga-se para os átrios e ventrículos, determinando a contração destas câmeras, e se extingue. A pequena corrente elétrica gerada pela ativação das câmaras cardíacas pode ser captada na superfície corpórea por eletrodos conectados a um eletrocardiógrafo que amplifica o sinal elétrico e o transforma em registro gráfico que pode ser visualizado em uma tela ou impresso em papel[1]. Pense no ECG como um voltímetro que registra as voltagens elétricas (potenciais) geradas pela despolarização das células do coração[2]. O ECG detecta o fluxo de corrente elétrica das células do coração medido na pele do paciente por meio de eletrodos colocados em locais estratégicos.

A monitorização do ECG pode ser usada para os seguintes fins:

- detectar uma parada cardiorrespiratória;
- monitorar a frequência e o ritmo cardíaco de um paciente;
- avaliar o efeito de doenças ou lesões sobre a função cardíaca;
- avaliar a função do marca-passo;
- avaliar a resposta a medicamentos, como antiarrítmicos; por exemplo, cardioversão química com uso de adenosina;
- obter um registro basal antes, durante e após uma cardioversão elétrica;
- avaliar sinais de isquemia, lesão e infarto do miocárdio[2];
- avaliar distúrbios da frequência ou ritmo, anormalidades da condução, crescimento das câmaras cardíacas e desequilíbrios eletrolíticos[3].

Na suspeita de Síndrome Coronariana Aguda, o ECG de 12 derivações é de extrema importância para realização do diagnóstico, classificação, tratamento do paciente, e evolução da doença. A meta é analisar o ECG de 12 derivações de um paciente com suspeita de Síndrome Coronariana Aguda em até 10 minutos da sua entrada no serviço de emergência[4].

Situações de bradicardia, taquicardia ou suspeita de qualquer arritmia também demandam a realização de um ECG de 12 derivações para avaliação, diagnóstico e tratamento.

## Tipos de monitorização eletrocardiográfica

Nos dias atuais, a monitorização eletrocardiográfica é usada em diversas unidades, tanto intra quanto extra hospitalar, e é realizada por diferentes aparelhos dependendo da sua finalidade. A maneira mais comum de monitorizar um paciente é por meio dos *monitores* ou *monitores/desfibriladores cardíacos*, geralmente, utilizados em unidades de cuidados críticos como a Unidade de Terapia Intensiva (UTI), sala de emergência do Pronto-Socorro, Centro Cirúrgico, entre outros (Figura 5.1). Eles também podem ser usados em ambulâncias do Sistema Médico de Emergência (SME) que atuam no ambiente extra-hospitalar.

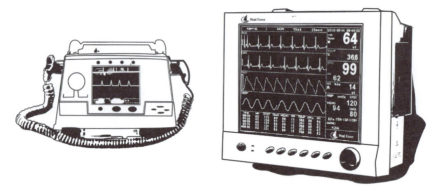

**Figura 5.1.** Monitor desfibrilador e monitor cardíaco.
Fonte: Acervo da autoria do capítulo.

Outro modo de monitorização é por *telemetria*. Este aparelho é um pequeno transmissor operado por bateria, conectado ao paciente por meio de eletrodos que são ligados por um curto cabo de monitorização. O aparelho é acoplado a uma bolsa presa ao corpo do paciente. Assim, ele transmite um sinal eletrocardiográfico por radiofrequência para um receptor que capta e apresenta o sinal a uma central. Desta forma, o paciente pode se locomover dentro do quarto ou pelo andar no qual está internado, sendo constantemente monitorizado em uma central eletrocardiográfica. Geralmente, essa central está localizada no posto de enfermagem ou em um local onde os profissionais de saúde possam identificar imediatamente qualquer alteração eletrocardiográfica (Figura. 5.2).

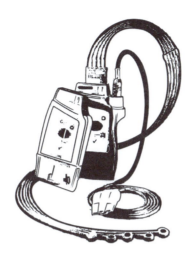

**Figura 5.2.** Aparelho de telemetria fixado ao paciente.
Fonte: Acervo da autoria do capítulo.

Existe também a monitorização realizada pelo *Holter*. Trata-se de um aparelho aparentemente semelhante ao de telemetria, que é conectado ao paciente por eletrodos e colocado em uma pequena bolsa que é carregada por ele. Esse aparelho capta e registra o ECG por 24 horas, enquanto o paciente realiza normalmente as atividades da sua vida diária. O objetivo é detectar arritmias que não foram flagradas em um ECG convencional. Posteriormente, estes dados eletrocardiográficos são analisados por um técnico por meio de um programa computacional e, em seguida, laudado pelo médico (Figura 5.3).

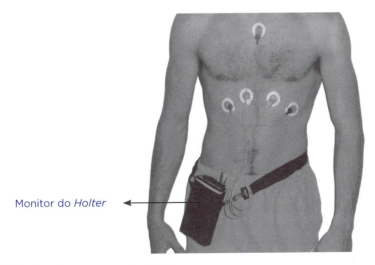

Monitor do *Holter*

**Figura 5.3.** Paciente em uso de *Holter*.
Fonte: Acervo da autoria do capítulo.

E, finalmente, o *ECG convencional de 12 derivações*, realizado por um aparelho chamado eletrocardiógrafo, que registra a atividade elétrica do coração em um papel gráfico, no momento em que está sendo realizado em 12 ângulos diferentes (Figura 5.4).

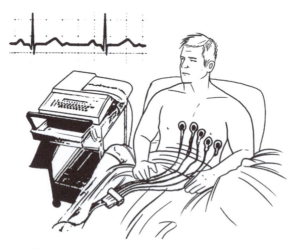

**Figura 5.4.** Eletrocardiograma convencional e aparelho de eletrocardiograma.
Fonte: Acervo da autoria do capítulo.

Para captar a atividade elétrica do coração são sempre utilizados eletrodos e cabos de monitorização.

O eletrodo é um adesivo que contém uma substância condutora no centro e é aplicado à pele do paciente. Os eletrodos são colocados em localizações específicas no tórax e em suas extremidades dos membros superiores e inferiores para visualizar a atividade elétrica do coração por diferentes ângulos e planos. Os eletrodos captam as alterações de voltagem na superfície da pele e as conduzem até o monitor por meio de fios. Uma extremidade de um cabo de monitorização que é também designado como fio de derivação é fixada ao eletrodo e a outra a um aparelho de ECG[2].

## Derivações

Uma derivação é o registro da atividade elétrica entre dois eletrodos. Conforme discutido no Capítulo 2, as derivações possibilitam a visualização da atividade elétrica do coração em dois planos diferentes: frontal (longitudinal) e horizontal (transversal), sendo que esta última visualiza o coração como se ele tivesse sido cortado ao meio.

### ◆ Derivações do plano frontal

As derivações do plano frontal visualizam o coração pela frente do corpo, como se ele fosse plano. São denominadas derivações periféricas Bipolares: DI, DII, DIII.

E derivações periféricas Unipolares: aVR, aVL, aVF. Para captar essas derivações, quando se realiza um ECG convencional, os eletrodos são colocados nos membros superiores e membros inferiores. Na monitorização contínua em um *monitor* ou *monitor desfibrilador* dois eletrodos são fixados na parte superior do tórax do paciente, próximos aos membros superiores (região infraclavicular direita e esquerda, ou ombros direito e esquerdo) e dois eletrodos na região inferior do tórax do lado direito e esquerdo ou somente do lado esquerdo dependendo do monitor, pode ser colocado ainda um último eletrodo no centro do tórax, que funciona como um fio terra (Figura 5.5).

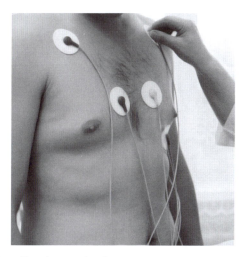

**Figura 5.5.** Monitorização do paciente.
Fonte: Acervo da autoria do capítulo.

A Tabela 5.1 demonstra as derivações periféricas bipolares e unipolares do plano frontal, local em que se localizam os eletrodos e a superfície do coração visualizada.

| Tabela 5.1. Derivações periféricas bipolares e unipolares. ||||
|---|---|---|---|
| Derivação | Eletrodo positivo | Eletrodo negativo | Superfície cardíaca vista |
| DI | Braço esquerdo | Braço direito | Lateral |
| DII | Perna esquerda | Braço direito | Inferior |
| DIII | Perna esquerda | Braço esquerdo | Inferior |
| aVR | Braço direito | – | Nenhuma |
| aVL | Braço esquerdo | – | Lateral |
| aVF | Perna esquerda | – | Inferior |

## ♦ Derivações do plano horizontal

O plano horizontal visualiza o coração como se o corpo tivesse sido cortado transversalmente. Cada derivação precordial visualiza uma porção específica da parede do coração.

As derivações precordiais são identificadas como V1, V2, V3, V4, V5, V6.

Como as derivações torácicas são unipolares, o eletrodo positivo em cada derivação é colocado em um local específico do tórax, e o coração é o eletrodo negativo teórico[5] (Figura 5.6).

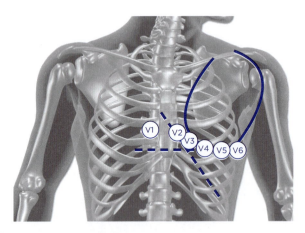

**Figura 5.6.** Derivações precordiais.
Fonte: Acervo da autoria do capítulo.

A Tabela 5.2 apresenta o resumo das derivações precordiais, posição de cada eletrodo positivo no tórax e a superfície cardíaca visualizada.

| \multicolumn{3}{c}{Tabela 5.2. Derivações precordiais.} |
|---|---|---|
| Derivação | Posição do eletrodo positivo | Superfície cardíaca visualizada |
| V1 | 4º espaço intercostal, imediatamente à direita do esterno | Septo |
| V2 | 4º espaço intercostal, imediatamente à esquerda do esterno | Septo |
| V3 | Ponto médio entre V2 e V2 | Anterior |
| V4 | 5º espaço intercostal na linha hemiclavicular esquerda | Anterior |
| V5 | Linha axilar anterior esquerda, mesmo nível de V4 | Lateral |
| V6 | Linha axilar média esquerda, mesmo nível de V5 | Lateral |

### ◆ Derivações torácicas direitas

As derivações torácicas direitas são utilizadas para avaliar o ventrículo direito. Em algumas situações, por exemplo, na suspeita de um infarto agudo do miocárdio do ventrículo direito, outras derivações que não fazem parte de um ECG padrão de 12 derivações podem ser usadas para visualizar áreas específicas do coração; neste caso, é útil realizar um ECG ampliado com as derivações direitas. O posicionamento dos eletrodos nas derivações torácicas direita é idêntico ao posicionamento do lado esquerdo, exceto por ser feito do lado direito do tórax. As derivações do lado direito do coração são designadas de V1R, V2R, V3R, V4R, V5R, V6R. Na prática diária, as derivações precordiais V3R e V4R são as mais utilizadas (Figura 5.7).

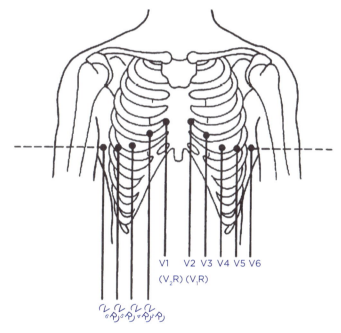

**Figura 5.7.** Derivações precordiais.
Fonte: Acervo da autoria do capítulo.

### ◆ Derivações torácicas posteriores

As derivações torácicas posteriores são usadas para visualizar a superfície posterior do coração. Em um ECG padrão de 12 derivações não há nenhuma derivação visualizando diretamente a superfície posterior do coração, e essa visualização pode ser útil, por exemplo, em casos em que há suspeita de um infarto do miocárdio de parede posterior do ventrículo esquerdo.

Para realização de um ECG com derivações posteriores, todas elas são colocadas na mesma linha horizontal de V4 a V6. A derivação V7 é colocada na linha axilar posterior. A derivação V8 é colocada no ângulo da escápula, na linha escapular posterior, e a derivação V9 é colocada na linha paravertebral esquerda, ou seja, sobre a borda esquerda da coluna vertebral (Figura 5.8).

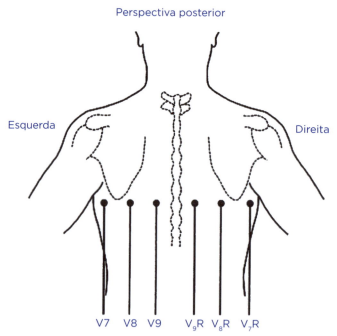

**Figura 5.8.** Derivações precordiais direitas.
Fonte: Acervo da autoria do capítulo.

## Técnica para monitorização eletrocardiográfica

### ◆ Procedimento para realização de um ECG convencional de 12 derivações

Embora existam muitos modelos de eletrocardiógrafos, todos eles seguem um mesmo princípio, com os eletrodos colocados sempre nas mesmas posições. Alguns trazem um manual de instrução na própria tela do aparelho. Apesar de ser um exame de fácil realização, é importante conhecer o funcionamento do aparelho antes da realização do exame.

Ao obter um ECG, idealmente, espera-se que o paciente esteja deitado em decúbito dorsal; no entanto, se esta não for uma posição possível de ser adotada, deve-se realizar o ECG da melhor forma possível, independentemente do posicionamento do paciente.

Sempre que possível, o ECG dever ser realizado em um ambiente privativo que não exponha o paciente.

# Monitorização Eletrocardiográfica

1. Inicialmente, deve-se explicar o procedimento ao paciente.
2. Solicite que ele mantenha o corpo relaxado.
3. Para registrar um ECG padrão de 12 derivações, os eletrodos devem ser colocados no paciente nas posições ilustradas na Figura 5.9.

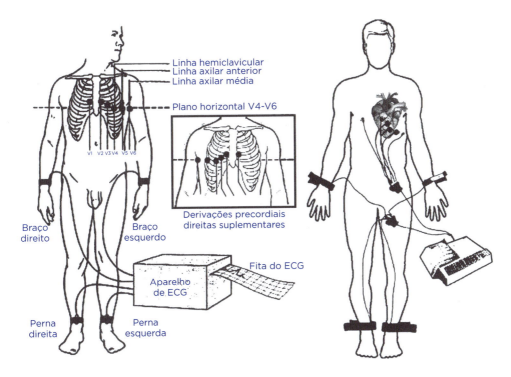

**Figura 5.9.** Paciente monitorizado em um eletrocardiógrafo.
Fonte: Acervo da autoria do capítulo.

Primeiramente, posiciona-se os eletrodos nos quatro membros. Os eletrodos devem ser colocados sobre uma superfície plana pouco acima dos punhos e tornozelos, e sob cada qual se aplica um gel condutor ou álcool. Com os quatro eletrodos periféricos posicionados nas extremidades, as seis primeiras derivações podem ser registradas: DI, DII, DIII, aVR, aVL, aVF.

As seis derivações precordiais, V1, V2, V3, V4, V5, V6, devem ser posicionadas no tórax do paciente, sendo fixadas por sucção ou com eletrodos adesivos durante o registro.

Após os eletrodos posicionados, muitos aparelhos de ECG registram todas as 12 derivações automaticamente. Outros podem necessitar de seleção manual de cada derivação no aparelho, ou da movimentação de um eletrodo torácico para cada derivação precordial[3].

## ◆ Procedimento para realização de um ECG de 15 e 18 derivações

Um ECG de 15 derivações usa todas as derivações de um ECG de 12 derivações mais as derivações de V4R, V8 e V9. Um ECG de 18 derivações usa todas as derivações do ECG de 15 mais V5R, V6R e V7. Para obter um ECG de 15 ou 18 derivações, deve-se obter primeiramente um ECG padrão de 12 derivações; a seguir, movem-se os eletrodos e os fios correspondentes para a posição desejada e se obtém um segundo ECG. Como o aparelho não será capaz de detectar que os eletrodos foram reposicionados será necessário escrever manualmente a posição dos eletrodos e derivações no papel do ECG para indicar corretamente a origem do traçado. A interpretação gerada pelo aparelho também deve ser desconsiderada, caso os eletrodos tenham sido movidos[2].

Todo ECG deve incluir as seguintes informações de identificação:

- nome do paciente e número de identificação;
- local, data e horário do registro;
- idade e sexo do paciente;
- qualquer posição incomum do paciente durante o registro, a presença de deformidades torácicas, amputação, distúrbios respiratórios ou tremor muscular.

Se possível, anotar também os medicamentos utilizados pelo paciente.

## ◆ Procedimento para monitorização eletrocardiográfica no monitor ou monitor/desfibrilador

Todo paciente que chega a uma unidade de emergência e apresenta sinais de instabilidade hemodinâmica deve receber monitorização eletrocardiográfica. Da mesma forma, pacientes internados que instabilizam, pacientes internados em UTI ou pacientes que serão submetidos a procedimentos tais como cirurgias.

A maneira mais rápida de monitorização eletrocardiográfica de um paciente é por meio das próprias pás do monitor/desfibrilador. Os *monitores/desfibriladores* localizados em unidades críticas ou na sala de emergência devem estar sempre programados para que, ao ligá-los, estejam no modo "pá". Desta forma, ao ligar o monitor e posicionar as pás conforme a Figura 5.10, é possível imediatamente reconhecer o ritmo do paciente.

O outro modo de monitorizar um paciente em um *monitor/desfibrilador* ou monitor é por meio dos eletrodos e cabos de derivação. Os monitores se diferenciam de acordo com seu fabricante, porém, todos seguem um mesmo princípio.

Identifique o cabo de monitorização cardíaca. Uma extremidade do cabo deve estar ligada ao aparelho de monitorização. A outra extremidade do cabo se conecta a 3, 4 ou 5 "fios" mais finos. Nas pontas desses fios encontra-se um dispositivo que se fixa ao eletrodo que será colado no tórax do paciente.

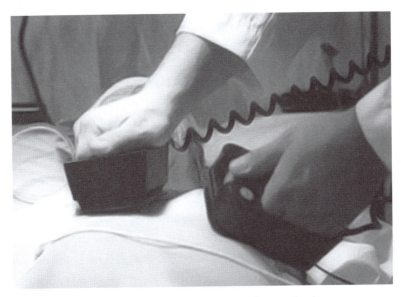

**Figura 5.10.** Posicionamento das pás no tórax do paciente.
Fonte: Acervo da autoria do capítulo.

Separe os fios e observe as cores e as anotações disponíveis no cabo.

Em alguns tipos de cabos há um desenho indicando os locais onde os eletrodos devem ser fixados, de acordo com a cor do dispositivo que se encontra na ponta do fio. Quando não há o desenho, é comum que neste dispositivo esteja anotado as siglas em inglês RA, LA, RL, LL, C. Essas siglas significam: RA (*right arm*) braço direito, LA (*left arm*) braço esquerdo, RL (*right leg*) perna esquerda, LL (*left leg*) perna direita, C (*center*) centro (Figura 5.11).

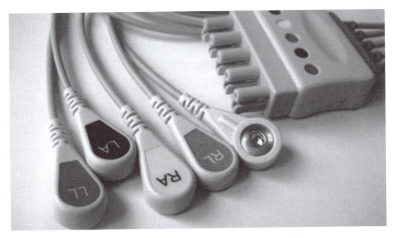

**Figura 5.11.** Cabos para monitorização eletrocardiográfica.
Fonte: Acervo da autoria do capítulo.

Ligue o monitor, e faça os ajustes necessários: derivação, velocidade, posição, amplitude da onda R, intensidade sonora e alarme de frequência.

## ◆ Cuidados para realização da monitorização eletrocardiográfica

Um bom traçado eletrocardiográfico deve refletir:

- uma linha básica estreita e estável;
- ausência de distorção ou artefatos;
- amplitude suficiente do complexo para ativar o alarme de frequência, quando o paciente estiver sendo avaliado em um monitor.

A maioria dos eletrodos é confortável para o paciente. Quando são aplicados inadequadamente podem levar a artefatos excessivos e alarmes falsos. Algumas recomendações quanto a colocação dos eletrodos garantem a condução adequada e nitidez do ritmo do paciente ao monitor:

- Selecione um local estável, evite protuberâncias ósseas, articulações e dobras sobre a pele. Áreas em que o músculo se fixa ao osso têm menor artefato no movimento[6].
- Limpe a superfície da pele com uma gaze seca, para remover a oleosidade e sujidades. Pode ser necessária a preparação cutânea com álcool a 70° quando a pele for muito oleosa. Permita que o álcool seque completamente antes de aplicar o eletrodo[6].
- Se o paciente tiver pelos excessivos nos locais onde os eletrodos precisam ser colados, a região deve ser depilada previamente[3].
- Aplique o eletrodo firmemente à pele, alisando-o com o dedo em movimentos circulares. Fixe cada eletrodo a seu fio correspondente[6].
- Troque os eletrodos pelo menos a cada 24 horas e examine a pele em busca de sinais de irritação. A cada dia aplique os eletrodos em locais diferentes[3].
- Se o paciente for sensível, utilize eletrodos hipoalergênicos[3].

Enquanto os eletrodos são colocados no tórax do paciente, é importante esclarecer o objetivo da monitorização. O paciente e ou familiares devem ser tranquilizados de que, em qualquer momento que o alarme soar, alguém da equipe checará o que está acontecendo. Explique que o alarme, muitas vezes, não indica um problema nos batimentos cardíacos, mas pode acontecer também quando um eletrodo perde o contato com a pele ou há interferências no monitor.

É fundamental manter o alarme ligado; caso ocorra interferência elétrica (artefatos), verifique se o contato dos eletrodos com a pele está adequado e se a conexão dos fios está correta.

## Resumo

Tipos de monitorização eletrocardiográfica:

- monitor;
- monitor/desfibrilador cardíaco;
- telemetria;
- ECG convencional de 12 derivações;
- ECG convencional de 15 derivações;
- ECG convencional de 18 derivações.

## Referências bibliográficas

1. Friedmann AM, Grindler J, Oliveira CAR, Fonseca AJ. Diagnóstico diferencial no eletrocardiograma. 2. ed. Barueri: Manole; 2011.
2. Aehert B. ACLS, suporte avançado de vida em cardiologia: emergência em cardiologia. 5. ed. Rio de Janeiro: Guanabara Koogan; 2020, 3.
3. Smeltzer SC, Bare BG. Brunner & Suddarth: Tratado de enfermagem médico-cirúrgica. 14. ed. Rio de Janeiro: Guanabara Koogan; 2020.
4. American Heart Association. Suporte avançado de vida cardiovascular. Manual para profissionais de saúde. 4. ed. Guarulhos: Artes Gráficas e Editora Sesil Ltda; 2015.
5. Aehert B. ACLS, suporte avançado de vida em cardiologia: emergência em cardiologia. 3. ed. Rio de Janeiro: Elsevier; 2007, 3.
6. Hellstedt LF. Monitorização eletrocardiográfica. In: Hudak MC, Gallo BM. Cuidados intensivos de enfermagem: Uma abordagem holística. 6. ed. Rio de Janeiro: Guanabara Koogan; 1997, 147-151.

# Taquiarritmias

Thatiane Facholi Polastri
Vanessa Santos Sallai

As taquicardias são as arritmias em que a frequência atrial e/ou ventricular é superior a 100 por minuto. Estas arritmias são consequentes de distúrbios na formação e/ou condução do estímulo elétrico, seja pelo aumento da frequência cardíaca ou por batimento precoce (extrassístole)[1].

Há diversos mecanismos responsáveis pelas taquiarritmias, tais como[1]:

- *hiperautomatismo*: ocorre quando há exacerbação do automatismo do nó sinusal ou dos marca-passos subsidiários, ocorrendo aumento da velocidade de despolarização espontânea destas células, podendo ocasionar as taquiarritmias;
- *atividade deflagrada por pós-potenciais*: são oscilações que ocorrem no potencial de ação, gerando pós-potenciais, como por exemplo, atividade pós-potenciais que prolongam a repolarização ventricular, como a síndrome do QT longo.
- *reentrada*: é um distúrbio na propagação do estímulo elétrico, em que o mesmo impulso retorna por uma via e produz uma série de despolarizações. Normalmente é desencadeada por uma extrassístole. Este fenômeno ocorre pela existência de um circuito anatômico que contém velocidades de condução diferentes, ou seja, as vias de condução mais rápida possuem um período refratário mais lento e as vias de condução mais lentas possuem um período refratário mais rápido (Figura 6.1).

O mecanismo de reentrada pode ser:

- **reentrada nodal:** quando há dupla via de condução, sendo uma via lenta (células do nó atrioventricular – nó AV – com condução lenta) e outra com condução rápida (células do feixe de condução que se conectam ao nó AV);
- **reentrada atrial:** são conduções decorrentes de células da parede dos átrios com velocidades de condução diferentes.

- **reentrada atrioventricular:** é uma via acessória (decorrente de feixe anômalo), conectando o átrio diretamente ao ventrículo, conduzindo o estímulo paralelamente ao nó AV, com velocidade de condução mais lenta (mecanismo da síndrome de Wolff-Parkinson-White);
- **reentrada ventricular:** o estímulo elétrico encontra uma área de fibrose ou aneurisma e pode se dividir em duas frentes, produzindo um circuito de reentrada;

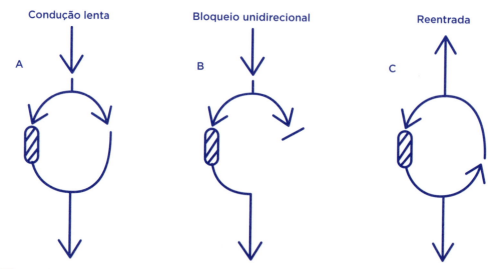

**Figura 6.1.** Mecanismo de reentrada: A) duas vias: uma lenta (com menor período refratário) e outra rápida (com maior período refratário); B) o impulso da extrassístole é bloqueado na via rápida (que está em período refratário) e segue pela via lenta; e C) o estímulo elétrico volta em sentido retrógrado pela via rápida (que está fora do período refratário) e perpetua-se.

As taquicardias podem ser classificadas em supraventriculares e ventriculares, de acordo com a duração do complexo QRS. Quando o QRS é estreito (menor que 0,12 segundos) ou tem a mesma morfologia do ritmo sinusal de base, ela é denominada taquicardia supraventricular. Porém, quando o QRS é alargado, com duração igual ou maior que 0,12 segundos, a taquicardia pode ser ventricular ou supraventricular com aberrância de condução[1].

## Taquicardias supraventriculares

As taquicardias supraventriculares (TSV) apresentam, em geral, complexos QRS estreitos (< 0,12 segundos), bem definidos, regulares e semelhantes entre si. A frequência cardíaca, em média, encontra-se entre 140 e 180 batimentos por minuto (bpm).

# Taquiarritmias

Às vezes, os complexos QRS apresentam-se alargados (> 0,12 segundos), obrigando o diagnóstico diferencial com as taquicardias ventriculares, segundo os critérios de Brugada[2] (Algoritmo 6.1).

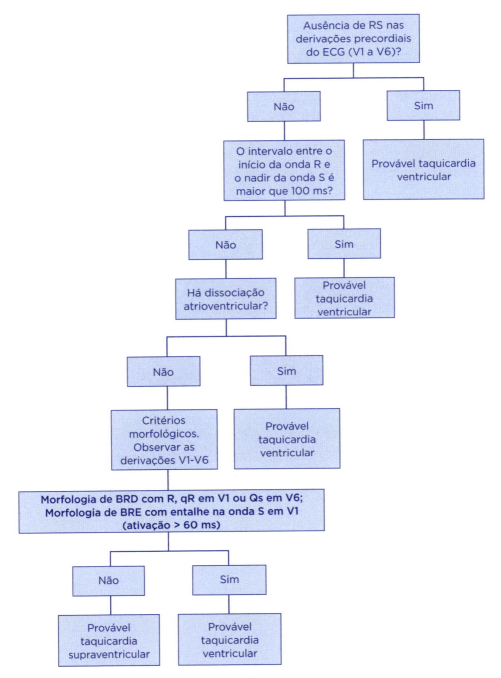

**Algoritmo 6.1.** Algoritmo de Brugada.

Anatomicamente, as taquicardias supraventriculares começam acima da bifurcação do feixe de His. Assim, as arritmias supraventriculares incluem ritmos que iniciam no nó sinoatrial, tecido atrial e junção atrioventricular[3].

A maioria dos tipos de taquicardia tem um mecanismo de reentrada, os quais são classificados de acordo com a localização do circuito de reentrada. Aproximadamente 60% dos casos são devidos a um circuito de reentrada atrioventricular e cerca de 30% por circuito de reentrada atrioventricular mediada por via acessória. A via acessória é caracterizada por um feixe muscular curto que conecta diretamente os átrios aos ventrículos[4].

As taquicardias de QRS estreito podem ser subdivididas, em irregulares como: fibrilação atrial (FA), *flutter* atrial com condução variável e taquicardia atrial multifocal; ou regulares como taquicardia por reentrada nodal (TRN), taquicardia por reentrada atrioventricular (TAV), flutter atrial e a taquicardia atrial (TA)[6].

Para melhor raciocínio terapêutico, também podemos dividi-las de acordo com a dependência do nó AV. Assim, temos as taquicardias em que o circuito da arritmia utiliza o nó AV (TRN, TAV, taquicardia juncional) e as que não o utilizam (taquicardia sinusal, TA, taquicardia atrial multifocal, FA, *flutter* atrial). A Tabela 6.1 integra ambas as classificações que apresenta aspecto puramente didático.

| Tabela 6.1. Classificação das taquiarritmias supraventriculares de acordo com regularidade e trajeto pelo nó atrioventricular. | | |
|---|---|---|
| | Independentes do nó AV | Dependentes do nó AV |
| Regulares | Taquicardia sinusal | Taquicardia por reentrada nodal |
| | Taquicardia atrial | Taquicardia por reentrada atrioventricular |
| | *Flutter* atrial | Taquicardia juncional |
| Irregulares | Taquicardia atrial multifocal | |
| | Fibrilação atrial | |
| | *Flutter* atrial com condução variável | |

Para diagnosticar um tipo de taquicardia supraventricular deve-se analisar a regularidade da taquicardia e procurar a onda P. Quanto à regularidade (intervalo entre as ondas R), elas podem ser:

- **regulares:** como a taquicardia sinusal e as taquicardias por reentrada;
- **irregulares:** fibrilação atrial e taquicardia atrial multifocal.

# Taquicardias com QRS estreito e ritmo regular

## ◆ Taquicardia sinusal (TS)

Apresenta uma frequência cardíaca maior que 100 bpm, gerada por descarga do nó sinusal. A onda P tem orientação normal e o intervalo PR diminui proporcionalmente, devido ao aumento da frequência cardíaca[7] (Figura 6.2). Não é propriamente uma arritmia, mas é uma elevação da frequência cardíaca, em decorrência do aumento da atividade simpática[1].

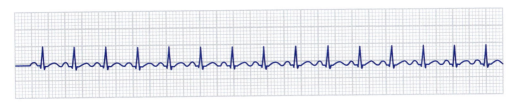

**Figura 6.2.** Taquicardia sinusal.

A taquicardia sinusal é causada por influências externas ao coração, como hipóxia, ansiedade, dor ou febre. Tais condições são sistêmicas e não cardíacas. Assim, em casos de taquicardia sinusal, a meta é identificar e tratar a causa sistêmica[8].

## ◆ Taquicardia juncional (TJ)

O principal mecanismo envolvido nesta taquiarritmia é o hiperautomatismo e/ou a atividade deflagrada de um foco dentro ou adjacente à junção atrioventricular. Pode ser idiopática, em pessoas sem doença cardíaca estrutural ou ocorrer no pós-operatório de correção de cardiopatia congênita. Pode também ser observada em pacientes com intoxicação digitálica.

Ao ECG, observa-se taquicardia com QRS estreito, intervalo R-R regular e presença de ondas P dissociadas ou após o complexo QRS (Figuras 6.3 e 6.4). A TJ pode vir associada a episódios de palpitações com ou sem sinais de instabilidade hemodinâmica. O início e o término da arritmia, em geral, são súbitos.

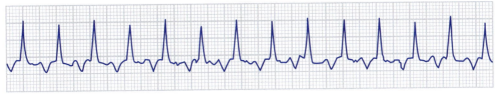

**Figura 6.3.** Taquicardia juncional com ondas P negativas precedendo os complexos QRS.

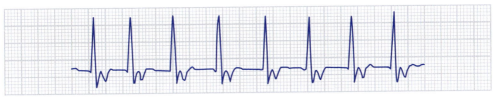

**Figura 6.4.** Taquicardia juncional com ondas P negativas após os complexos QRS.

## • Taquicardia paroxística supraventricular (TPSV)

É uma modalidade da taquicardia supraventricular, encontrada em indivíduos com coração estruturalmente normal, causada por mecanismo de reentrada, que ocorrem em paroxismos, isto é, com início e término súbitos. A TPSV pode ser por reentrada nodal ou por reentrada atrioventricular.

### Taquicardia por reentrada nodal (TRN)

É a forma mais comum de taquicardia paroxística supraventricular (regular). Nesta arritmia, o circuito de reentrada é pequeno (microrrentrada). A reentrada nodal ocorre devido à proximidade de fibras de condução rápida (feixe de His e tratos internodais) com as células de condução lenta do nó AV[1].

Trata-se de uma taquicardia com QRS estreito, intervalo RR regular e frequência ventricular entre 150 e 250 bpm. Na forma comum, tipicamente se encontra pseudo r' em V1 e pseudo S em DII, DIII e aVF. O intervalo RP é menor que o intervalo PR, com intervalo RP menor do que 80 ms (RP curto) (Figura 6.5).

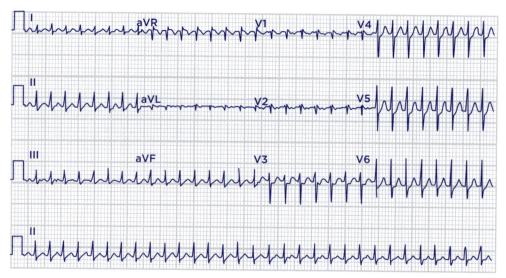

**Figura 6.5.** Taquicardia por reentrada nodal comum. Observar a presença de ondas P negativas logo após o QRS nas derivações inferiores simulando pseudo S e ondas P positivas apos QRS em V1 simulando pseudo r'. O intervalo RP é inferior a 80 ms.

A TRN geralmente ocorre em pacientes com coração normal apresentando-se como palpitações regulares paroxísticas, associada ou não a síncopes[2], tonturas e pulsatilidade na veia jugular (sinal de Frog)[9].

## Taquicardia atrioventricular (TAV)

Neste caso, há uma via anômala, constituída de fibras musculares que comunica o átrio ao ventrículo, chamada feixe de Kent, conduzindo o estímulo paralelamente ao nó AV, com velocidade de condução mais lenta (Figura 6.6). Esta anomalia é normalmente vista em pacientes com a síndrome de Wolff-Parkinson-White. Nestes casos, os átrios e ventrículos estão separados por uma camada de tecido fibroso, com propriedade isolante elétrica. Há dois tipos de TAV: ortodrômica e antidrômica (Figura 6.7).

- **via ortodrômica:** é o mecanismo mais comum, um estímulo (geralmente, extrassístole atrial) se bloqueia pela via anômala e desce pelo nó AV. A seguir, despolariza os ventrículos, atingindo a porção final da via anômala, sobe por esta e entra no átrio, iniciando o movimento circular. Neste caso, a despolarização do átrio é retrograda e, portanto, ocorre após QRS;
- **via antidrômica:** o estímulo desce pela via anômala, despolariza os ventrículos, sobe pelo nó AV e volta para o átrio. Neste caso, como os ventrículos são despolarizados pela via anômala, os complexos QRS são largos e têm morfologia bizarra (complexo QRS é uma enorme onda delta) (Figura 6.8).

Os sintomas mais comuns de TAV são: desconforto torácico, palpitações com ou sem síncope. Já as TAV antidrômicas, apresentam-se mais frequentemente com tonturas e síncope e podem precipitar taquicardia ventricular (TV) ou fibrilação ventricular (FV).

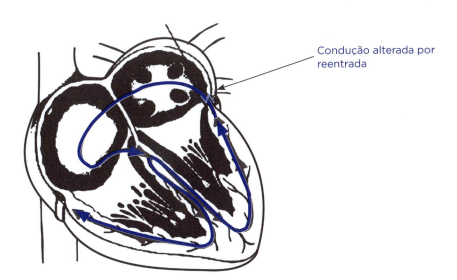

**Figura 6.6.** Taquicardia por mecanismo de reentrada (taquicardia atrioventricular: síndrome de Wolff-Parkinson-White).

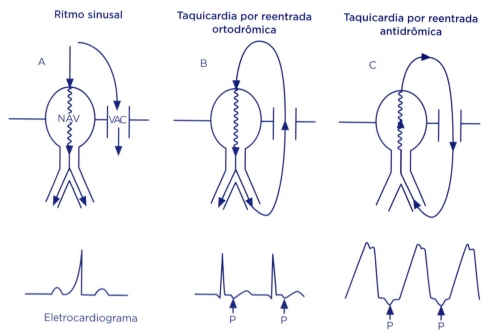

**Figura 6.7.** Mecanismo de reentrada atrioventricular mediada por via acessória. A) Ritmo sinusal; B) TAV ortodrômica; C) TAV antidrômica. VAC: via acessória; NAV: no atrioventricular.

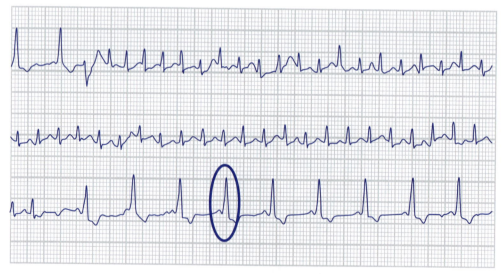

**Figura 6.8.** Síndrome de Wolff-Parkinson-White. Observe QRS estreito (reentrada ortodrômica).

## ◆ *Flutter* atrial

O ritmo do *flutter* atrial, geralmente, é regular, com frequências atriais em torno de 250 a 350 batimentos por minuto. A atividade atrial apresenta aspecto serrilhado e as ondulações são denominadas ondas F (*flutter*) (Figura 6.9).

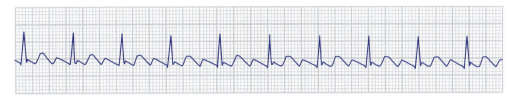

**Figura 6.9.** *Flutter* atrial. Observe as ondas serrilhadas antes dos complexos QRS.

Como o nó AV não consegue transmitir impulsos em frequências muito altas, há sempre algum grau de bloqueio atrioventricular concomitante, gerando irregularidade do ritmo[1].

Com relação à fisiopatologia do *flutter* atrial, os circuitos de reentrada geralmente são maiores e mais organizados que os da fibrilação atrial. É causada por um mecanismo de reentrada que ocorre no átrio direito, em decorrência de uma frente de onda que circunda o anel da valva tricúspide em sentido anti-horário[1].

## ◆ Taquicardia atrial (TA)

Pode ocorrer em pessoas com coração estruturalmente normal ou em pessoas com doenças cardíacas estruturais, tais como cardiopatias congênitas ou doenças valvares.

A TA é causada por hiperautomatismo podendo ter início e término graduais (exibindo variações da frequência cardíaca). Ela também pode ser causada por reentrada no átrio esquerdo em portadores de lesões mitrais ou após cirurgia cardíaca.

O que se visualiza no traçado de ECG é uma taquicardia com QRS estreito, frequência ventricular entre 150 e 250 bpm, com intervalo RR geralmente regular. A onda P precede cada QRS, porém sua morfologia é diferente da onda P sinusal (Figura 6.10).

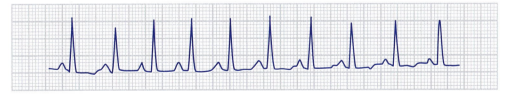

**Figura 6.10.** Taquicardia ectópica atrial.

Em alguns casos, pode-se visualizar taquicardia atrial com bloqueio atrioventricular (BAV), decorrente do aumento da frequência cardíaca que ocasiona uma dificuldade na condução atrioventricular, podendo ocasionar BAV de 1º grau ou de 2º grau tipo 2:1 (duas ondas Ps para cada QRS), às vezes a onda P bloqueada se sobrepõe à onda T do batimento precedente ficando difícil visualizá-la[1] (Figura 6.11).

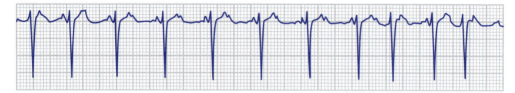

**Figura 6.11.** Taquicardia atrial com bloqueio 2:1.

## Manifestações clínicas e tratamento das TSV e ritmo regular

Os sintomas mais comuns da taquicardia supraventricular incluem palpitações, ansiedade, tonturas, dor no peito e dispneia. Síncope é raro, mas alguns pacientes têm distúrbios psicológicos graves. Poliúria pode ocorrer em episódios prolongados, principalmente devido à liberação de fator atrial natriurético[9].

No entanto, a taquicardia atrial paroxística ou persistente, pode ser decorrente depois de uma cirurgia cardíaca que envolveu uma grande incisão atrial e é geralmente causado por uma reentrada atrial[10].

As taquicardias supraventriculares não são normalmente associadas com cardiopatia estrutural ou doenças, embora haja exceções (p. ex., a presença de vias acessórias associadas com cardiomiopatia hipertrófica ou anomalia de Ebstein e taquicardias atriais em pacientes com cardiopatia congênita ou adquirida e doença cardíaca).

As taquicardias por reentrada nodal são normalmente induzidas por batimentos prematuros atriais ou ventriculares ectópicos, precipitado por fatores, tais como o consumo excessivo de cafeína, álcool ou drogas e hipertireoidismo, que podem aumentar o risco de recorrência.

O comprometimento hemodinâmico (sinais de instabilidade) tais como: dispneia, hipotensão, dor torácica, rebaixamento do nível de consciência e síncope, irá definir o tratamento das arritmias supraventriculares com ritmo regular.

Em casos de presença de um dos sinais de instabilidade, a cardioversão elétrica sincronizada deve ser prontamente instituída de modo a restaurar um ritmo cardíaco organizado e com frequência menor capaz de produzir débito cardíaco mais efetivo.

Em pacientes estáveis, pode-se realizar manobras vagais (atentar-se para contra indicações da massagem do seio carotídeo) e adenosina. Se não houver reversão,

# Taquiarritmias

Em seguida, recomenda-se os bloqueadores dos canais de cálcio (diltiazem) e os betabloqueadores (metoprolol, esmolol, propranolol) em pacientes com a função ventricular preservada[7,11] (Algoritmo 6.2).

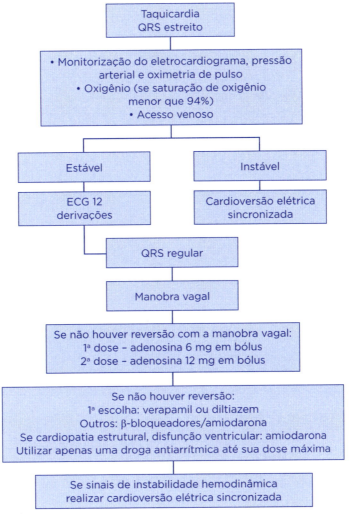

**Algoritmo 6.2.** Tratamento das taquicardias de QRS estreito com ritmo regular.

## Taquicardias com QRS estreito e ritmo irregular

### ♦ Taquicardia atrial multifocal

A taquicardia atrial multifocal é uma arritmia originada no tecido atrial, com frequência rápida, de 150 a 250 batimentos por minuto, e mais de 3 ondas Ps de formatos diferentes. A fisiopatologia está relacionada ao hiperautomatismo de múltiplos focos atriais, caracterizando a instabilidade elétrica destas câmaras.

Observa-se taquicardia com QRS estreito, o intervalo RR é irregular e a frequência ventricular maior do que 100 bpm. Além de três morfologias diferentes de ondas Ps, elas também são separadas por uma linha isoelétrica[12] (Figura 6.12).

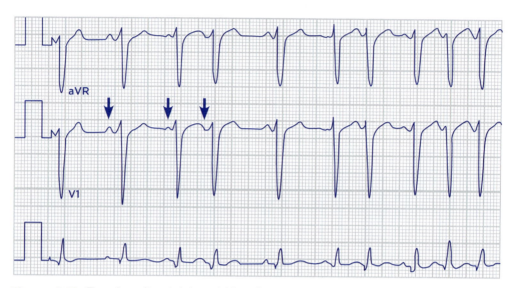

**Figura 6.12.** Taquicardia atrial multifocal: 3 ou mais morfologias de ondas P.

É encontrada, principalmente, em pacientes portadores de doença pulmonar obstrutiva crônica (DPOC), normalmente após a administração de broncodilatadores ou agonistas β-adrenérgicos, mas pode também ocorrer em outras cardiopatias[1].

### ♦ Fibrilação atrial (FA)

É uma arritmia supraventricular em que ocorre completa desorganização na atividade elétrica atrial, fazendo com que os átrios percam a capacidade de contração, não gerando a sístole atrial. A desorganização é tão grande que inibe o nó sinusal enquanto persistir a arritmia.

A fibrilação atrial (FA) é uma manifestação de múltiplas ondas simultâneas de ativação em diferentes focos atriais. O padrão de atividade na FA é aparentemente caótico, com despolarizações na frequência atrial de 300 a 400 por minuto. Em consequência, a atividade ventricular também se desorganiza, traduzindo-se por contrações ventriculares com intervalos totalmente irregulares (R-R irregular).

Caracteriza-se ao ECG por complexo QRS estreito, pela ausência de ondas P, ou pequenas ondas irregulares e por intervalo R-R irregular (Figura 6.13).

# Taquiarritmias

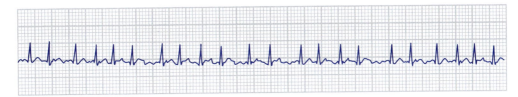

**Figura 6.13.** Fibrilação atrial de alta resposta.

Quanto à frequência ventricular, a FA costuma ser classificada em alta resposta (FC acima de 100 por minuto) e baixa resposta (FC entre 60 e 100 batimentos por minuto).

### ◆ *Flutter* atrial com condução variável

Em alguns casos de flutter atrial, o nó AV não consegue transmitir impulsos em uma frequência atrial ao redor 300 por minuto. Assim, há sempre algum grau de bloqueio atrioventricular concomitante, podendo ser 2:1, 3:1, 4:1 ou 5:1 (Figura 6.14).

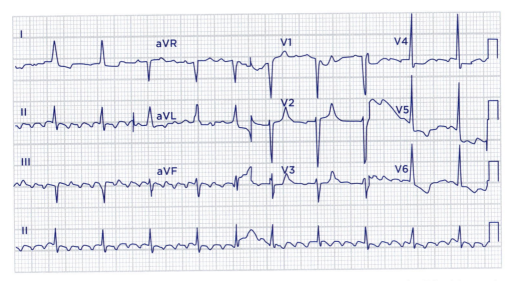

**Figura 6.14.** *Flutter* atrial com bloqueio atrioventricular avançado 5:1 e bloqueio do ramo esquerdo[14].

## Manifestações clínicas e tratamento das TSV e ritmo irregular

A fibrilação atrial e o *flutter* atrial com condução variável se situam em um grupo de maior risco para eventos cardioembólicos, tendo, assim, suas abordagens baseadas em horas do início da arritmia, anticoagulação prévia e decisão entre reversão do ritmo e controle de frequência[13].

Nos casos de taquicardias supraventriculares com ritmo irregular, com instabilidade hemodinâmica associada à arritmia, deve-se proceder a cardioversão elétrica sincronizada. A cardioversão do *flutter* atrial e da TSV, geralmente requer menos energia, com carga inicial de 50 a 100J (onda bifásica ou monofásica)[8].

A FA requer cargas maiores de energia, ou seja, deve-se iniciar a cardioversão com carga entre 120 a 200J (onda bifásica ou monofásica), escalonando a carga nos choques subsequentes, caso não haja reversão[8].

Nos pacientes com estabilidade hemodinâmica, recomenda-se o controle da frequência cardíaca, por meio da administração por via endovenosa de betabloqueadores, bloqueadores dos canais de cálcio ou amiodarona (para pacientes com miocardiopatia estrutural) (Algoritmo 6.3).

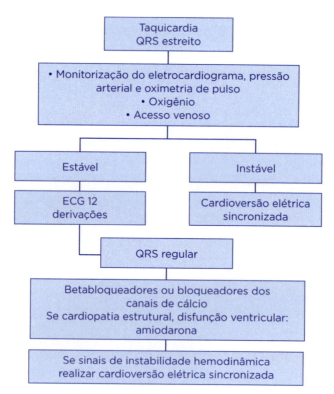

**Algoritmo 6.3.** Tratamento das taquicardias supraventriculares com ritmo irregular.

## Taquicardia de QRS largo

A taquicardia de QRS largo (maior que 0,12 segundos) representa um desafio clínico na sala de emergência, até mesmo para equipes mais experientes. Isto se deve a duas principais razões:

- Diagnóstico diferencial por meio de algoritmos complexos da taquicardia ventricular monomórfica e das arritmias com este mesmo padrão morfológico, como por exemplo a TSV com condução aberrante[16,17].
- Os pacientes se apresentam já hemodinamicamente instáveis e/ou a deterioração hemodinâmica pode ocorrer a qualquer momento do curso clínico, necessitando de terapia imediata.

## ◆ Taquicardia ventricular monomórfica não sustentada (TVNS)

A taquicardia ventricular monomórfica não sustentada (TVNS) é definida como uma salva de 3 ou mais batimentos ventriculares com duração inferior a 30 segundos. Os pacientes com esta arritmia, podem apresentar-se hemodinamicamente estáveis ou instáveis (Figura 6.15).

Em pacientes sem cardiopatia estrutural sua presença não se correlaciona com aumento da mortalidade, entretanto, na presença de doença cardíaca estrutural, principalmente com baixa fração de ejeção, há maior sintomatologia e risco aumentado de morte súbita[14].

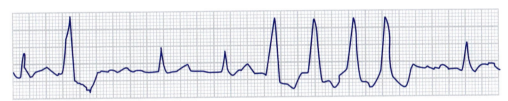

**Figura 6.15.** Episódio de taquicardia ventricular não sustentada.

## ◆ Taquicardia ventricular monomórfica sustentada

É definida como a presença de batimentos ventriculares repetitivos com duração superior a 30 segundos, podendo estar associada a colapso hemodinâmico e síncope em pacientes com doença cardíaca estrutural ou quando apresentam alta resposta ventricular. É uma complicação frequente em várias situações clínicas, como infarto agudo do miocárdio (IAM); miocardiopatias dilatada, chagásica, hipertrófica, isquêmica e miocardite.

O reconhecimento dessa taquicardia ao ECG é realizado pela análise da frequência cardíaca entre 100 e 200 bpm e da mesma morfologia dos complexos QRS alargados (> 0,12 segundos) (Figura 6.16).

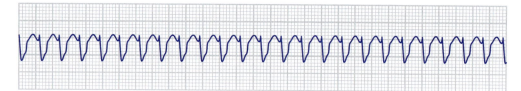

**Figura 6.16.** Taquicardia ventricular monomórfica (QRS > 0,12 s e R-R regular).

Quando a taquicardia se origina no ventrículo esquerdo, a morfologia do QRS é de Bloqueio de Ramo Direito (BRD) e o QRS é positivo em V1. E quando a taquicardia se origina no ventrículo direito, a morfologia do QRS é de Bloqueio de Ramo Esquerdo (BRE) e o QRS é negativo em V1[1].

### ◆ Taquicardia ventricular polimórfica

É a taquicardia ventricular em que os complexos QRS tem morfologias diferentes. É mais grave que a TV monomórfica, o ritmo é irregular e a frequência cardíaca é mais elevada.

### Taquicardia ventricular polimórfica tipo *torsades de pointes*

Está associada aos distúrbios hidroeletrolíticos (p. ex.: hipomagnesemia), canalopatias que causam QT longo congênito ou uso de drogas que prolongam o intervalo QT (exemplos dessas drogas podem ser vistos no *site:* http://www.qtdrugs.org)[15].

Caracteriza-se ao ECG por ritmo irregular, onda P não visível nos complexos QRS largos e aberrantes, que aumentam e diminuem com certo sincronismo ao redor da linha de base, caracterizando um movimento em espiral, denominado torção de pontas[12] (Figura 6.17).

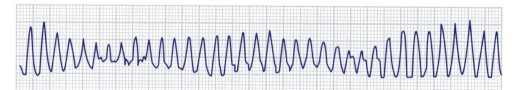

**Figura 6.17.** *Torsades de pointes.*

### ◆ Fibrilação ventricular (FV)

Um dos principais ritmos a serem identificados é a fibrilação ventricular (FV). Trata-se de ritmo caótico, com ondulações irregulares no qual não se identificam ondas P ou complexos QRS (Figura 6.18). Na FV, a ausência de complexos QRS indica a ausência de sístole ventricular, portanto, ritmo incompatível com pulso, devendo ser iniciadas as manobras de ressuscitação cardiopulmonar (RCP) e desfibrilação precoce.

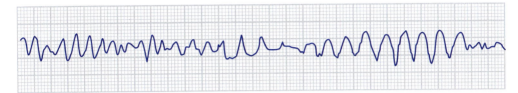

**Figura 6.18.** Fibrilação ventricular.

## Manifestações clínicas e tratamento das taquicardias de complexo largo

No cenário da sala de emergência, as duas opções de tratamento das taquiarritmias de QRS largo são cardioversão elétrica ou química ou desfibrilação. A decisão terapêutica depende da estabilidade clínica e do ritmo (monomórfica ou polimórfica).

Nas taquicardias ventriculares monomorficas com instabilidade hemodinâmica, deve ser realizado a cardioversão elétrica sincronizada. A carga inicial recomendada é de 100J (monofásico e bifásico), com aumento progressivo da carga, conforme necessidade[7,11].

Na TV monomórfica com estabilidade hemodinâmica, administra-se droga antiarrítmica para sua reversão[11]. É necessário eliminar os fatores desencadeadores como isquemia aguda, distúrbios hidroeletrolíticos e intoxicações medicamentosas.

A amiodarona é a droga, repetindo a mesma dose de 2 a 3 vezes, se não houver reversão. Se houver reversão, inicia-se a administração de dose de manutenção de escolha inicial e deve ser administrada na dose de 150 mg diluída, EV em 10 minutos, até a dose máxima de 2,2 g/24 horas.

Para o tratamento da TV polimórfica do tipo *torsades de pointes*, em pacientes hemodinamicamente estáveis, é indicado a administração de 1 a 2 g de sulfato de magnésio EV. Trata-se de uma arritmia com alto risco de evoluir com instabilidade hemodinâmica. Nessa situação, em razão da alta frequência cardíaca e irregularidade da arritmia, não é possível sincronizar o choque, sendo preconizado a desfibrilação com carga de 200 J bifásico ou 360 J monofásico 21.

Em pacientes em qualquer tipo de TV (monomórfica ou polimórfica) sem pulso, o atendimento deve seguir o protocolo para parada cardiorrespiratória e desfibrilação precoce, com carga de 360 J (monofásico) e 200 J bifásico[8,20] (Algoritmo 6.4).

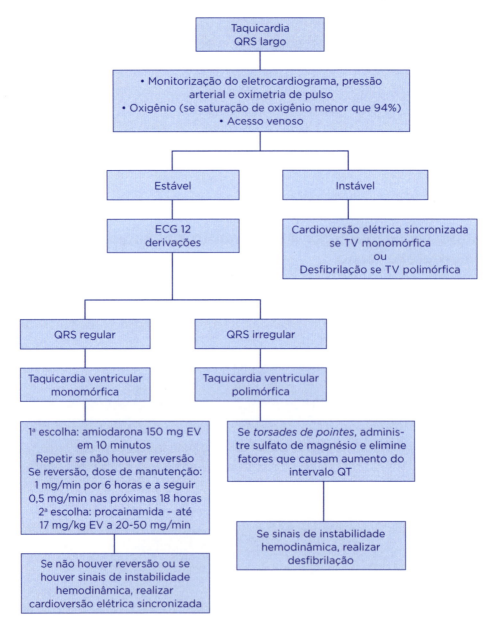

**Algoritmo 6.4.** Tratamento das taquicardias de complexo largo.

## Resumo

O quadro a seguir demonstra as características eletrocardiográficas dos ritmos de taquicardia.

| Arritmia | Frequência | Ritmo | Onda P | Intervalo PR | Complexo QRS |
|---|---|---|---|---|---|
| Taquicardia sinusal | 101 a 180 bpm | Regular | De aspecto uniforme, precede cada complexo QRS | 0,12 a 0,20 segundos | Estreito (menor que 0,12 segundos) |
| Taquicardia Juncional | 101 a 180 bpm | Regular | Pode aparecer antes, durante ou após o complexo QRS. Ondas P invertidas nas derivações DII, DIII e aVF | Se a onda P ocorrer antes do QRS, este intervalo é normal (0,12 a 0,20 segundos) | Estreito (menor que 0,12 segundos) |
| Taquicardia por reentrada nodal | 150 a 250 bpm | Ritmo ventricular, geralmente, é muito regular | Estão, frequentemente, ocultas | As ondas P não são vistas, assim não é mensurável o intervalo PR | Estreito (menor que 0,12 segundos) |
| Taquicardia por reentrada atrioventricular | 60 a 100 bpm | Regular | Positivas em DII | Se forem observadas as ondas P, o intervalo PR é normal ou encurtado | Maior que 0,12 segundos, com entalhe no complexo QRS (onda delta), pode ser observado em uma ou mais derivações |
| *Flutter* atrial | Frequências atriais em torno de 250 a 350 bpm | Regular. Se presença de bloqueio variável, o ritmo é irregular | Não identificáveis, ondas serrilhadas presentes | Não mensurável | Menor que 0,12 segundos |
| Taquicardia atrial | 150 e 250 bpm | Regular | Morfologia diferente da onda P sinusal | Variável | Menor que 0,12 segundos |
| Taquicardia atrial multifocal | 150 e 250 bpm | Irregular | Mais de 3 ondas Ps de formatos diferentes | Variável | Menor que 0,12 segundos |
| Fibrilação atrial | Frequência atrial de 300 a 400 por minuto | Irregular | Ondas P não identificáveis, ondas fibrilatórias presentes | Não mensurável | Menor que 0,12 segundos |
| Taquicardia Ventricular Monomórfica | 101 a 250 bpm | Regular | Não observadas. Caso presentes não tem relação com os complexos QRS | Não mensurável | Maior que 0,12 segundos e com a mesma morfologia |
| Taquicardia Ventricular Polimórfica | 101 a 250 bpm | Irregular | Não observadas. Caso presentes não tem relação com os complexos QRS | Não mensurável | Maior que 0,12 segundos e com morfologias diferentes |
| Fibrilação Ventricular | Não mensurável | Irregular (caótico) | Ausente | Ausente | Maior que 0,12 segundos ou mais, com alteração gradual na amplitude e na direção dos complexos QRS |

# Referências bibliográficas

1. Friedman AA. Eletrocardiograma em 7 aulas: temas avançados e outros métodos. 2. ed. Barueri: Manole; 2012.
2. Friedmann AA, Nishizawa WAT. Diagnóstico das taquicardias com QRS largo. In: Friedmann AA, editor. Eletrocardiograma em 7 aulas. Temas avançados e outros métodos. 2. ed. São Paulo: Manole; 2016, 165-72.
3. Aehlert B. ACLS, suporte avançado de vida em cardiologia: emergências em cardiologia. [tradução de Bianca Tarrise de Fontoura] 5. ed. Rio de Janeiro: Elsevier; 2017.
4. Sohinki D, Obel OA. Current trends in supraventricular tachycardia management. Ochsner J. 2014;14(4):586-595.
5. Pastore CA, et al. Diretrizes da Sociedade Brasileira de Cardiologia sobre análise e emissão de laudos eletrocardiográficos. Arquivos Brasileiros de Cardiologia. 2009;93.3:1-19.
6. Friedman AA, Grindler J. ECG: eletrocardiologia básica. São Paulo: Sarvier; 2000.
7. American Heart Association. Suporte avançado de vida cardiovascular – Manual para profissionais de saúde. 2015; 4.
8. Neto OAS, Kusnir CE. Taquicardia supraventricular: diagnóstico e tratamento. Revista da Faculdade de Ciências Médicas de Sorocaba. 2006;8(4):6-17.
9. Tikkanen I, Metsarinne K, Fyhrquist F. Atrial natriuretic peptide in paroxysmal supraventricular tachycardia. Lancet. 1985;2:40-1.
10. Cosio FG, Martin-Penato A, Pastor A, Nunez A, Goicolea A. Atypical flutter: a review. Pacing Clin Electrophysiol. 2003;26:2157-69.
11. Berg KM, et al. Adult advanced life support: 2020 international consensus on cardiopulmonary resuscitation and emergency cardiovascular care science with treatment recommendations. Circulation. 2020;142.16(1):92-S139.
12. Gonzalez MMC, Geovanini GR, Timerman S. Eletrocardiograma na sala de emergências: guia prático de diagnóstico e condutas terapêuticas. 2. ed. Barueri: Manole; 2014.
13. Zimerman LI, Fenelon G, Martinelli Filho M, Grupi C, Atié J, Lorga Filho A, et al. Sociedade Brasileira de Cardiologia. Diretrizes Brasileiras de Fibrilação Atrial. Arq Bras Cardiol. 2009;92(6):1-39.
14. Brugada J, et al. The 2019 ESC guidelines for the management of patients with supraventricular tachycardia. Eur Heart J. 2019;40:3812-3813.
15. Center for Education and Research on Therapeutics (Arizona Cert). Disponível em: http://www.qtdrugs.org. Acesso em: 31 mar. 2022.

# Bradiarritmias

Vanessa Santos Sallai
Thatiane Facholi Polastri
Carolina Nóvoa

As bradiarritmias ou bradicardias são alterações do ritmo cardíaco com frequências cardíacas baixas. O mecanismo de arritmogênese envolvido é a alteração da formação do impulso elétrico (disfunção do nó sinusal) ou da condução do impulso elétrico pelo nó atrioventricular e sistema His-Purkinje (os bloqueios atrioventriculares)[1]. A bradiarritmia pode ser *absoluta*, quando a frequência cardíaca (FC) é menor que 60 batimentos por minuto (bpm) em repouso, ou *relativa* quando a FC é maior que 60 bpm, mas o coração não é capaz de aumentar a FC devido à disfunção do sistema excito-condutor. Em caso de descarga adrenérgica, como em casos de exercício físico e aumento do metabolismo do organismo.

A ampla variedade de apresentações clínicas associadas pode ser explicada pelas diferentes manifestações eletrofisiológicas, taxas ventriculares, transitoriedade dessas anormalidades, condições médicas gerais e medicamentos.

As bradiarritmias podem ser causadas por causas intrínsecas, como doença do nó sinoatrial, ou pode ser devido a causas extrínsecas do nó sinoatrial, como utilização de agentes farmacológicos (beta-adrenérgicos, bloqueadores dos canais de cálcio, digoxina, alguns agentes anti-hipertensivos, antiarrítmicos e drogas ilícitas), desequilíbrio eletrolítico, hipotermia, hipotireoidismo, hipertensão intracraniana e tônus vasovagal excessivo[2].

Frequências cardíacas baixas nem sempre são patológicas. Os Institutos Nacionais de Saúde definem bradicardia como uma freqüência cardíaca < 60 bpm em adultos que não sejam atletas bem treinados. No entanto, estudos populacionais freqüentemente utilizam um ponto de corte menor de 50 bpm. Ao atingir esses valores de frequência cardíaca, o indivíduo pode apresentar sinais e sintomas importantes e variados, como: fadiga, fraqueza, tonturas, síncopes, pré-síncopes, diminuição do nível de consciência, dispneia, dor torácica e hipotensão[3,4]. A intensidade dos sinais e sintomas dependerá das condições clínicas do paciente, da tolerância do paciente ao ritmo e da frequência cardíaca. Pacientes assintomáticos não devem receber tratamento, pois ele é indicado somente em casos em que a bradicardia, independente do seu tipo e causa, provoque redução significativa da pressão arterial com sinais clínicos de baixo débito cardíaco[3].

Este capítulo tem como objetivo principal a abordagem eletrocardiográfica das bradiarritmias.

## Bradicardia sinusal

A bradicardia sinusal é caracterizada por FC abaixo de 50 bpm e ondas P com eixo normal, ou seja, originadas no nó sinoatrial, que ocorrem antes de cada complexo QRS.

Geralmente, não é patológica, especialmente em atletas e durante o sono. Pode ser secundária a estimulação vagal (como massagem do seio carotídeo, tosse, vômitos), infarto agudo do miocárdio (IAM) e a causas extrínsecas do sistema de condução como hipertensão intracraniana, distúrbios eletrolíticos, endócrinos e uso de medicamentos como beta-bloqueadores, bloqueadores do canal de cálcio e digitálicos.

No eletrocardiograma (ECG) se observa FC menor que 50 bpm, ritmo regular, onda P com eixo normal, que precede cada complexo QRS, intervalo PR normal (0,12 a 0,20 s) e complexos QRS estreitos (Figura 7.1).

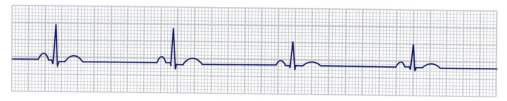

**Figura 7.1.** Bradicardia sinusal.

O paciente com este distúrbio geralmente é assintomático e não há necessidade de tratamento. No entanto, é importante avaliar se existe uma causa específica é passível de tratamento.

## Bloqueios atrioventriculares

Os bloqueios atrioventriculares (BAV) são distúrbios de condução do impulso elétrico que ocorrem entre a despolarização atrial e a despolarização ventricular, ou seja, entre a onda P e o complexo QRS, representados no ECG dentro do intervalo PR[5]. Existem inúmeros estados de doença que podem afetar o sistema de condução atrioventricular, resultando em bloqueio atrioventricular. Estes incluem formas congênitas e adquiridas. Estes últimos são muito mais comuns e incluem causas infecciosas, inflamatórias, degenerativas, isquêmicas e iatrogênicas. As causas degenerativas são as mais comuns na prática clínica e estão associadas ao aumento da idade, hipertensão crônica e diabetes mellitus. Causas infecciosas, particularmente a cardite de Lyme, são importantes a serem consideradas no paciente apropriado, pois o bloqueio atrioventricular pode ser reversível com tratamento médico apropriado. Etiologias isquêmicas também devem ser consideradas, pois o bloqueio atrioventricular atribuível à isquemia da parede inferior ou IM pode ser reversível[5].

São classificados em 3 graus do ponto de vista eletrocardiográfico:

- Primeiro grau;
- Segundo grau – *Mobitz* I (Wenckebach), *Mobitz* II e BAV 2:1;
- Terceiro grau ou total.

## ◆ Bloqueio atrioventricular de 1° grau

O bloqueio atrioventricular de primeiro grau é um nome impróprio; bloqueio verdadeiro não está presente, pois cada onda P é conduzida, mas com um intervalo PR prolongado (> 0,20 segundos nos adultos). Embora, por motivos históricos, o manejo do bloqueio atrioventricular de primeiro grau seja considerado na discussão do bloqueio atrioventricular, é mais precisamente referido como atraso atrioventricular de primeiro grau.[5]

O atraso na condução do impulso ocorre no nó atrioventricular, mas pode ocorrer na condução intra-atrial ou no sistema His-Purkinje, e todos os impulsos elétricos são conduzidos aos ventrículos[6].

O BAV de 1º grau pode ser um achado normal em indivíduos sem histórico de doença cardíaca, principalmente em atletas. Também pode ser devido ao: aumento do tônus vagal, IAM, hipercalemia e medicamentos que atuam no nó atrioventricular como os beta-bloqueadores, digitálicos e bloqueadores dos canais de cálcio.

No ECG se observa FC normal ou menor que 60 bpm, ritmo regular, onda P com eixo normal, que precede cada complexo QRS, intervalo PR prolongado e constante, maior que 0,20 segundos e complexo QRS, geralmente normal, a menos que exista um bloqueio de ramo associado (Figura 7.2).

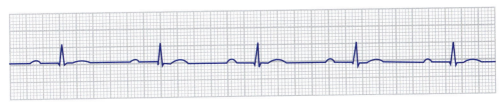

**Figura 7.2.** Bloqueio atrioventricular de 1º grau.

O paciente com BAV de 1º grau, geralmente, é assintomático, porém deve ser monitorado. É importante verificar a causa deste distúrbio e tratá-la. O bloqueio atrioventricular profundo de primeiro grau pode levar a sintomas de fadiga ou intolerância ao esforço se o intervalo PR é longo o suficiente para permitir a perda da sincronia atrioventricular que resulta em diminuição do débito cardíaco e aumento da pressão capilar pulmonar, podendo ocorrer com intervalo PR > 0,30 seg. Neste caso, este deve ser tratado.

### • Bloqueio atrioventricular de 2º grau

O BAV de 2º grau se caracteriza por distúrbios na condução de alguns estímulos elétricos sinusais ou atriais aos ventrículos. No ECG, traduz-se por despolarizações atriais que não conduzem aos ventrículos, produzindo ondas P isoladas (bloqueadas). Podem ser divididos em bloqueios atrioventriculares de 2º grau Tipo I ou *Mobitz* I, Tipo II ou *Mobitz* II ou BAV 2:1.

### Bloqueio atrioventricular de 2º grau Tipo I – *Mobitz* I

O BAV de 2º grau Tipo I, também conhecido como *Mobitz* I ou *Wenckebach*, caracteriza-se pelo aumento progressivo no tempo de condução de impulsos atriais aos ventrículos (representado pelo intervalo PR) a cada batimento, até que uma onda P não produza um complexo QRS, ou seja, onda P bloqueada. O alentecimento da condução atrioventricular é gradativo (fenômeno de *Wenckebach*). O intervalo PR após a P bloqueada é menor que o intervalo PR precedente ao bloqueio. Por outro lado, o intervalo RR apresenta diminuição gradativa até ocorrer a falha. Entre 85% e 90% destes bloqueios se localizam no nó atrioventricular, o restante é infranodal[3,7].

No ECG, observa-se frequência atrial regular e ventricular irregular, progressão do intervalo PR, diminuição gradativa do intervalo RR até o bloqueio da onda P, ondas P normais e algumas não conduzem aos ventrículos (Figura 7.3).

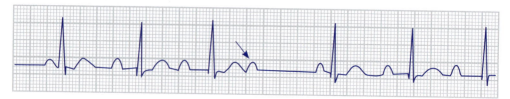

**Figura 7.3.** Bloqueio atrioventricular de segundo grau Tipo I – *Mobitz* I: Observa-se o progressivo prolongamento do intervalo PR, até que uma onda P (flecha) não é sucedida por QRS.

O BAV 2º grau Tipo I, em geral, ocorre em situações em que há aumento importante do tônus vagal, como em atletas bem condicionados e durante o repouso. Nestes casos o bloqueio desaparece durante o exercício, onde aumenta o tônus simpático. A isquemia no nó atrioventricular também pode retardar o impulso elétrico, como complicações de IAM de parede inferior. Medicamentos como beta-bloqueadores, bloqueadores do canal de cálcio e digitálicos também podem causar BAV de 2º grau Tipo I por prolongarem a velocidade de condução no nó atrioventricular.

Esse tipo de bloqueio comumente é temporário e benigno. A sintomatologia dependerá da frequência ventricular e da tolerância do paciente ao ritmo. Pacientes assintomáticos não necessitam de tratamento. Se o bloqueio ocorrer por uso de medicamentos, como digitálicos, e o paciente for sintomático, retirar o agente causador. Se a frequência ventricular for lenta e causar sinais e sintomas, a atropina é o fármaco de escolha. A presença de sinais e sintomas de baixo débito cardíaco pode requerer, em algumas situações, o uso de marcapasso temporário até que o distúrbio seja revertido.

## Bloqueio atrioventricular de 2º grau Tipo II – *Mobitz* II

O BAV de 2º grau Tipo II, também conhecido como *Mobitz* II caracteriza-se por bloqueios súbitos e inesperados da condução dos impulsos elétricos dos átrios para os ventrículos, sem aumento prévio do intervalo PR, em que pode ser observado uma onda P sem o complexo QRS. Quando o complexo QRS é estreito (Figura 7.4), a localização do bloqueio é dentro do feixe de His (intra-hissiano). Quando está localizado abaixo do feixe de His (infra-hissiano), o QRS é largo[7] (Figura 7.5).

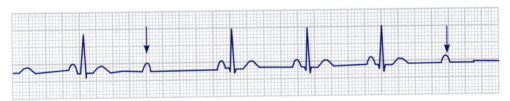

**Figura 7.4.** Bloqueio atrioventricular de segundo grau Tipo II – *Mobitz* II: QRS estreito indica bloqueio dentro do feixe de His, observam-se ondas Ps (flechas) sem o complexo QRS.

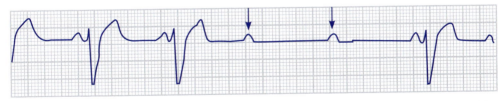

**Figura 7.5.** Bloqueio atrioventricular de segundo grau Tipo II – *Mobitz* II (bloqueio baixo): QRS alargado indica bloqueio infranodal, observam-se ondas Ps (flechas) sem o complexo QRS.

É mais grave que o BAV de 2º grau Tipo I, com maior grau de evolução para bloqueio atrioventricular de 3º grau (total), assistolia e taquiarritmias ventriculares[8]. Está associado à doença avançada do sistema de condução[3,8,9].

A sintomatologia, normalmente, está relacionada à frequência ventricular. O paciente pode ser assintomático caso a resposta ventricular esteja dentro dos limites tolerados pelo paciente. Mais comumente, a frequência ventricular é baixa e gera instabilidade hemodinâmica devido à diminuição do débito cardíaco. Este ritmo frequentemente é permanente e evolui para bloqueio atrioventricular de 3º grau (total), portanto, é indicado terapia com marcapasso cardíaco permanente, mesmo em pacientes assintomáticos[3].

## Bloqueio atrioventricular de 2º grau Condução 2:1

É caracterizado por uma onda P conduzida e uma bloqueada, ou seja, duas ondas P para cada complexo QRS. Pode corresponder tanto ao tipo *Mobitz* I quanto ao *Mobitz* II, sendo, muitas vezes, difícil esta determinação sem registros intracardíacos. Entretanto, uma suposição pode ser feita dependendo do intervalo PR e da largura do complexo QRS. O BAV 2º grau 2:1 associado ao complexo QRS estreito sugere lesão no nó atrioventricular e bloqueio do Tipo I. No BAV associado ao complexo QRS alargado, geralmente, é associado a retardo de condução abaixo do feixe de His, assim, tende a ser um bloqueio do Tipo II[10-12] (Figura 7.6).

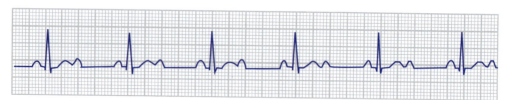

**Figura 7.6.** Bloqueio atrioventricular de 2º grau 2:1.

Frequentemente, evidencia-se esse tipo de BAV no infarto agudo do miocárdio (principalmente anterior), com grande probabilidade de evolução para BAV total[1].

## ♦ Bloqueio atrioventricular de 3º grau ou total

Caracterizado por bloqueio completo na condução do impulso elétrico dos átrios para os ventrículos e todos os impulsos gerados na região supraventricular são bloqueados, causando dissociação total da despolarização atrial e ventricular. Também pode ser denominado dissociação atrioventricular. O ritmo atrial frequentemente é sinusal e o ventricular é assumido por um marca-passo secundário (juncional ou ventricular) abaixo da região do bloqueio, que pode ocorrer em qualquer nível, a partir do nó atrioventricular. Quanto mais distais ao nó sinusal, as células especializadas do marcapasso têm frequências de despolarização cada vez menores. Assim, esse ritmo de escape pode ser da junção atrioventricular (juncional) com responsividade ao sistema nervoso autônomo e frequências entre 40 e 60 bpm ou do sistema His-Purkinje com frequências entre 20 e 40 bpm. Portanto, quanto mais baixo o bloqueio, menor a frequência e mais instável será o foco de escape.

No ECG, caracteriza-se por ondas P completamente dissociadas dos complexos QRS e, habitualmente, a frequência atrial é maior que a ventricular. O intervalo PR não é mensurável devido à desconexão elétrica entre átrios e ventrículos (Figura 7.7).

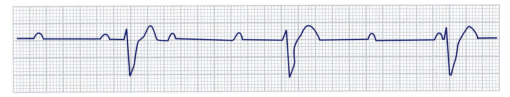

**Figura 7.7.** Bloqueio atrioventricular de 3º grau: ritmo ventricular em 30 a 40 bpm, não há relação entre as ondas P e os complexos QRS.

As causas mais comuns de BAV de 3º grau são: cardiopatias chagásicas ou isquêmicas, pós-cirurgia cardíaca, entre outros.

Para pacientes com bloqueio atrioventricular de terceiro grau associado a sintomas ou comprometimento hemodinâmico, a atropina é razoável para melhorar a condução atrioventricular, aumentar a frequência ventricular e melhorar os sintomas. Em pacientes nesta situação e com baixa probabilidade de isquemia coronariana, agonistas beta-adrenérgicos, como dopamina, dobutamina ou epinefrina, também podem ser utilizados com o mesmo objetivo. Em caso de refratariedade à terapia farmacológica, o marcapasso transverso está indicado. Para aqueles pacientes que necessitam de uso prolongado do marcapasso temporário, o implante de marcapasso permanente deve ser cogitado[5].

## Escape juncional

Sabemos que o nó sinusal normalmente comanda o ritmo cardíaco, isso é possível devido a uma propriedade das células marca-passo, chamada de automatismo, ou seja, a capacidade de emitir impulsos elétricos de forma espontânea e rítmica. Existem outras células do sistema de condução com esta propriedade: algumas áreas do miocárdio atrial, o nó atrioventricular, o feixe de His, os ramos e as fibras de Purkinje. Entretanto, marcapasso normal do coração (nó sinoatrial), geralmente, impede que estas outras células marcapasso assumam o comando porque se despolarizam mais rapidamente.

A junção atrioventricular pode assumir o comando de estimulação do coração nas seguintes situações: incapacidade do nó sinoatrial em despolarizar; se frequência de disparo for menor que a junção atrioventricular; um impulso for bloqueado ao deixar o nó sinoatrial ou um impulso do nó atrioventricular for gerado e conduzido através dos átrios, mas não conduzido aos ventrículos[10].

A frequência intrínseca da junção atrioventricular é de 40 a 60 bpm. No ritmo de escape juncional o QRS é estreito, pois o impulso se inicia acima dos ventrículos. Como o ritmo se origina na junção atrioventricular, os átrios são ativados quase juntamente aos ventrículos, e de forma anterógrada: a onda P, portanto, pode não aparecer (por estar dentro do QRS) ou aparecer com polaridade negativa em DII, DIII e aVF, antes ou depois do QRS[10] (Figuras 7.8 a 7.10).

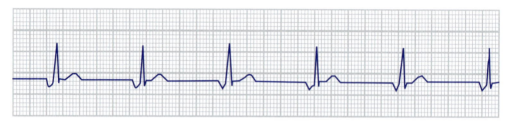

**Figura 7.8.** DII: observe o QRS estreito. Como o impulso elétrico é gerado na junção atrioventricular, os átrios são ativados retrogradamente (de baixo para cima), aparecendo no eletrocardiograma como uma onda P negativa em DII.

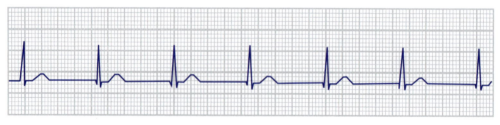

**Figura 7.9.** DII: observe ausência de onda P, pois ela está dentro do complexo QRS.

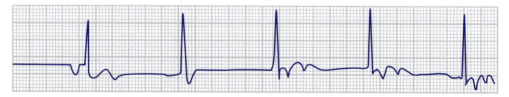

**Figura 7.10.** DII: observe a mudança na posição da onda P. No 1° batimento, a onda P retrógrada aparece antes do QRS. No 2° batimento, nenhuma onda P é observada. Nos 3°, 4° e 5° batimentos, a onda P aparece após o complexo QRS.

O paciente pode estar assintomático com ritmo de escape ventricular ou apresentar sinais e sintomas relacionados à baixa frequência cardíaca ou ao débito cardíaco diminuído. O tratamento dependerá da causa da arritmia e da presença de sinais e sintomas.

## Escape ventricular

O ritmo de escape ventricular também é chamado de ritmo idioventricular (RIV) e se manifesta quando existe uma depressão simultânea da função de marcapasso das células sinusais, atriais e juncionais ou no caso dos impulsos gerados pelos marcapasso supraventriculares serem bloqueados. O foco do ritmo de escape se encontra no feixe de His ou nas fibras de Purkinje. A frequência de disparo do ritmo de escape ventricular é de 20 a 40 bpm. Neste ritmo, o complexo QRS tende a ser alargado (> 0,12 segundos), pois o padrão de ativação ventricular expressa um processo anormal de despolarização dos ventrículos e, frequentemente, a onda T se encontra em direção oposta ao complexo QRS (Figura 7.11).

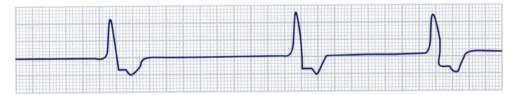

**Figura 7.11.** DII: observe o complexo QRS alargado.

O paciente pode apresentar sinais e sintomas sérios devido à diminuição do débito cardíaco resultante da frequência lenta deste ritmo (20 a 40 bpm).

Pode ser indicado administração de atropina, colocação de marca-passo transcutâneo, infusão intravenosa de dopamina ou epinefrina.

## Resumo

O quadro a seguir demonstra as características eletrocardiográficas dos ritmos de bradicardia.

| Arritmia | Frequência | Ritmo | Onda P | Intervalo PR | Complexo QRS |
|---|---|---|---|---|---|
| Bradicardia sinusal | Inferior a 60 bpm | Regular | Eixo e morfologia normal e precede cada complexo QRS | 0,12 a 0,20 segundos | Estreito (menor que 0,12 segundos) |
| BAV de 1º grau | Normal ou inferior a 60 bpm | Regular | Eixo e morfologia normal e precede cada complexo QRS | Prolongado, superior a 0,20 segundos | Estreito (menor que 0,12 segundos) a não ser na presença de retardo de condução interventricular |
| BAV de 2º grau Tipo I | Pode ocorrer em qualquer frequência e a atrial é maior que a ventricular | Irregular determinado pelo BAV; atrial regular (ondas P constantes) e ventricular irregular | Normais, algumas P não são seguidas por complexo QRS | Aumenta a cada ciclo (esse aumento pode ser muito discreto) até que a onda P não seja acompanhada por QRS | Geralmente estreito (menor que 0,12 segundos), a menos que haja bloqueio de ramo associado |
| BAV de 2º grau Tipo II | Variável; a frequência ventricular, em geral, é baixa | Irregular, determinado pelo BAV; atrial regular (ondas P constantes), ventricular irregular | Normais, algumas P não são seguidas por complexo QRS | Constante e idênticos antes de todos os batimentos conduzidos | Geralmente alargado (maior que 0,12 segundos) por causa de bloqueio de ramo associado |
| BAV de 2º grau 2:1 | Atrial é o dobro da frequência ventricular | Atrial regular (ondas P constantes) e a ventricular regular | Normais, cada 2 ondas P produzem um complexo QRS | Constante | Um complexo QRS para cada 2 ondas P. Complexo QRS estreito caso ocorra o bloqueio acima do feixe de His (sugere Tipo I) e alargado se ocorrer o bloqueio abaixo do feixe de His (sugere Tipo II) |
| BAV de 3º grau | Atrial maior e independente da ventricular; frequência ventricular é determinada pela origem do foco de escape | Atrial e ventricular regulares, porém independentes e dissociados | Normais | Ausente, pois como não há relação entre ondas P e complexos QRS não há intervalo PR verdadeiro | Estreito ou alargado, dependente da localização do marca-passo de escape. Estreito se marca-passo juncional e alargado se marca-passo ventricular |
| Escape juncional | 40 a 60 bpm | Regular | Pode aparecer antes, durante ou depois do complexo QRS. Se visível, está invertida em DII, DIII e aVF | Se ocorrer antes do QRS, o intervalo PR será maior que 0,12 segundos | Estreito (menor do que 0,12 segundos) |
| Escape ventricular | 20 a 40 bpm | Geralmente regular | Geralmente ausentes ou, em caso de condução retrógrada aos átrios, podem aparecer após o complexo QRS | Ausente | Maior que 0,12 segundos, frequentemente onda T em direção oposta ao complexo QRS |

# Referências bibliográficas

1. Libby P, Mann DL, Bonow Ro, et al. Braunwald: Tratado de doenças cardiovasculares. 8. ed. Rio de Janeiro: Elsevier; 2009, 200.
2. Mangrum JM, Dimarco JP. The evaluation and management of bradicardia. N Engl J Med. 2000;10:704.
3. Canesin MF, Timerman S. Treinamento de emergências cardiovasculares avançado. Barueri: Manole; 2013, 77-80.
4. Sodeck GH, Domanovits H, Meron G, et al. Compromising bradycardia: Management in the emergency department. Resuscitation. 2007;73:96-102.
5. Kusumoto FM, Schoenfeld MH, Barrett C, Edgerton JR, Ellenbogen KA, Gold MR, et al. 2018 ACC/AHA/HRS guideline on the evaluation and management of patients with bradycardia and cardiac conduction delay: a report of the American College of Cardiology/American Heart Association Task Force on Clinical Practice Guidelines and the Heart Rhythm Society. Circulation. 2019;140:382-482.
6. Pastore CA, Grupi CJ, Moffa PJ. Eletrocardiologia atual. 2. ed. São Paulo: Atheneu; 2008, 290.
7. Scanavacca MI, Brito FS, Maia I, et al. Diretrizes para avaliação e tratamento de pacientes com arritmias cardíacas. Arq Bras Cardiol. 2002;79(1):22.
8. Martins MA, Carrilho FJ, Alves VAF. Clínica médica. Barueri: Manole; 2009, 292.
9. Woods SL, Froelicher ESS, Motzer SU. Enfermagem em cardiologia. 4. ed. Barueri: Manole; 2005, 383.
10. Ahlert B. ACLS, suporte avançado de vida em cardiologia. 4. ed. Rio de Janeiro: Elsevier; 2013, 384.
11. Gonzalez MMC, Timerman S. Manejo avançado das emergências cardiovasculares. 2. ed. Barueri: Manole; 2012, 209.
12. Timerman A, Bertolami M, Ferreira JFM. Manual de cardiologia. São Paulo: Atheneu; 2012, 595.

# Alterações Eletrocardiográficas nas Síndromes Isquêmicas Miocárdicas

Vinicius Batista Santos

Rita Simone Lopes Moreira

Patrícia Ana Paiva Corrêa Pinheiro

## Doenças isquêmicas miocárdicas e os sinais clínicos

As síndromes isquêmicas miocárdicas podem ser divididas em Síndrome Coronariana Crônica (SCC) ou Síndrome Coronariana Aguda (SCA)[1-3].

A SCC é caracterizada pelo desequilíbrio entre a oferta e o consumo de oxigênio pelo miocárdio, ocasionado pela presença de lesões obstrutivas coronarianas ou pelo aumento no consumo de oxigênio pelo miocárdio. A presença dessas lesões obstrutivas causa uma redução no fluxo sanguíneo coronariano na vigência de aumento no gasto metabólico em decorrência de algum estresse físico ou emocional[1-4].

A SCA é oriunda da instabilidade da placa aterosclerótica nas artérias coronárias, resultando em situações de isquemia persistente e/ou necrose da musculatura do miocárdio, podendo se apresentar de três formas, ou seja, Angina Instável (AI), Infarto Agudo do Miocárdio sem supradesnivelamento do segmento ST (IAMSST) e Infarto Agudo do miocárdio com supradesnivelamento do segmento ST (IAMcST)[1-4].

O diagnóstico da SCC e SCA tem início com a coleta de dados que visa a avaliar a presença dos sinais clínicos, sua intensidade, duração, além da avaliação dos fatores de risco cardiovasculares como a idade, sexo, medidas antropométricas, medidas tensionais da pressão arterial, análise bioquímica dos níveis lipídicos e glicêmico e estilo de vida (tabagismo, alcoolismo e sedentarismo)[1-4].

Os principais sinais clínicos decorrentes das síndromes isquêmicas miocárdicas são a dor precordial em aperto que pode irradiar para ombros, mandíbula e membros superiores, sendo que esse sinal não apresenta modificações em sua característica e intensidade com a palpação, decúbito, respiração ou alimentação. Alguns pacientes podem apresentar sinais atípicos da doença isquêmica miocárdica, principalmente aqueles com idade abaixo de 40 ou acima de 75 anos, diabéticos e/ou do sexo feminino[1-4].

Além da dor precordial, esses pacientes podem apresentar outros sinais clínicos denominados como equivalentes isquêmicos, que incluem dispneia, náusea, vômito, sudorese, mal-estar e tontura[1-4].

A diferença clássica dos sinais clínicos entre a SCA e a SCC se dá pelo tempo contínuo dos sintomas, cujos pacientes com SCC apresentam esses sinais clínicos com duração inferior a 20 minutos e que podem ser aliviados no repouso ou com o uso do nitrato sublingual; já os pacientes com SCA apresentam os sinais clínicos isquêmicos com duração superior a 20 minutos[4].

Além da avaliação clínica, os pacientes na vigência de sinais clínicos isquêmicos podem apresentar alterações eletrocardiográficas compatíveis com isquemias miocárdicas, correntes de lesão miocárdica ou ainda sinais eletrocardiográficos de necrose miocárdica compatíveis com alterações prévias de déficit de perfusão miocárdica.

Em caso de evidência de isquemia na parede inferior (alterações do segmento ST ou da onda T nas derivações II, III e AVF), um ECG com os eletrodos posicionados à direita nas derivações precordiais (V3R, V4R, V5R e V6R) deve ser realizado para investigar o comprometimento do Ventrículo Direito (VD), fazendo assim o diagnóstico de IAM do Ventrículo Direito (VD), assim como em derivações posteriores (V7 e V8)[5-7].

As alterações eletrocardiográficas decorrentes das alterações isquêmicas dependem da duração, extensão, topografia e existência pregressa de alterações do ECG. A seguir são apresentadas as principais alterações eletrocardiográficas relacionados com as alterações na perfusão tissular miocárdica:

## Sinais eletrocardiográficos de isquemia miocárdica

Nos quadros de isquemia subendocárdica a repolarização miocárdica se altera, ocorrendo um atraso em sua duração com aumento no potencial de ação e forças vetoriais com maior magnitude para áreas não isquêmicas, ou seja, o vetor da área isquêmica se direciona para a região do miocárdio sem alteração em sua perfusão, além de ocasionar uma redução na concentração intracelular do potássio, gerando uma onda T positiva, simétrica e apiculada. O segmento ST nessas regiões pode ser englobado pela onda T ou ainda se tornar retificado, conforme Figura 8.1[5-7].

Nas situações de isquemia subepicárdica, ocorre um atraso na despolarização com maior magnitude de forças vetoriais na região subendocárdica e prolongamento da fase 3 do potencial de ação, ocasionando uma onda T negativa, pontiaguda e simétrica[5-7].

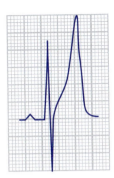

**Figura 8.1.** Sinal de isquemia subendocárdica: onda T positiva, simétrica e apiculada.
Fonte: Acervo da autoria do capítulo.

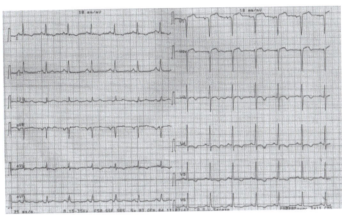

**Figura 8.2.** Isquemia subendocárdica em parede anterolateral: onda T negativa pontiaguda e simétrica.
Fonte: Acervo da autoria do capítulo.

## Sinais eletrocardiográficos de lesão miocárdica

O diagnóstico de lesão miocárdica leva em consideração a presença concomitante de alterações da onda T e do segmento ST reconhecidas em pelo menos duas derivações contíguas, bem como a possibilidade do deslocamento do ponto J da linha de base[8-9].

O aumento da concentração de potássio na célula pode ser reflexo da lesão celular advinda de um quadro isquêmico. Com a redução do potássio intracelular, a área lesada torna-se eletricamente mais negativa que a área normal[9].

A lesão miocárdica pode ser dividida em:

**Lesão subepicárdica:** elevação do ponto J e do segmento ST, com concavidade superior desse segmento em duas derivações contíguas que exploram a região envolvida, de pelo menos 1 mm no plano frontal e precordiais esquerdas.

Para as derivações precordiais V1 a V3, considerar, em mulheres ≥ 1,5 mm; em homens acima de 40 anos ≥ 2,0 mm e em homens abaixo de 40 anos ≥ 2,5 mm de supradesnivelamento ST. Este tipo de lesão deve ser diferenciado de lesões secundárias de repolarização ventricular; neste caso, a onda T mostra-se assimétrica[8-10].

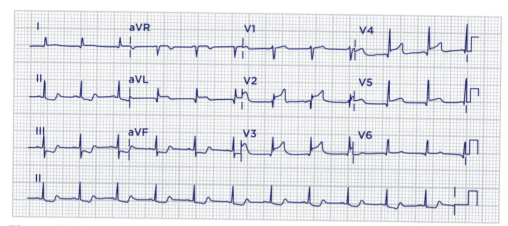

**Figura 8.3.** Supradesnivelamento do segmento ST em parede anterolateral.
Fonte: Acervo da autoria do capítulo.

**Lesão subendocárdica:** depressão do ponto J e do segmento ST, horizontal ou descendente ≥ 0,5 mm em duas derivações contíguas que exploram as regiões envolvidas, aferido 60 ms após o ponto J. O diagnóstico da corrente de lesão leva em consideração a presença concomitante de alterações da onda T e do segmento ST reconhecidas em pelo menos duas derivações[10].

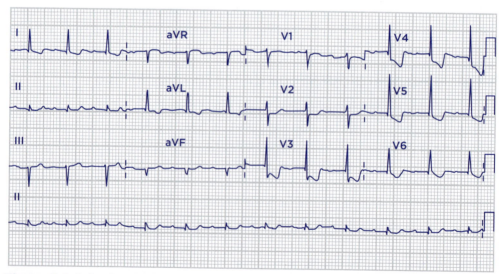

**Figura 8.4.** Infradesnivelamento do segmento ST em parede anterolateral.
Fonte: Acervo da autoria do capítulo.

## Sinais eletrocardiográficos de necrose miocárdica

A necrose miocárdica se instala 6 a 12 horas após a oclusão coronariana, resultando em alterações do complexo QRS, tendo caráter irreversível, sendo a onda Q patológica a maior representante da necrose miocárdica[8-10].

A necrose miocárdica pode alterar o complexo QRS[2], ocasionando o desaparecimento da onda R, o que gera um padrão QS e diminui a amplitude da onda R com ou sem aumento da profundidade da onda Q (padrão QR ou Qr) ou desaparecimento da onda Q[9].

A Onda Q anormal ou patológica tem a duração aumentada maior que 30 ms, e amplitude aumentada maior que 3 mm ou 25% do tamanho do QRS, correlacionando-se com área eletricamente inativa (necrose) ventricular[8].

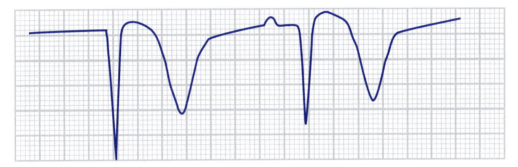

**Figura 8.5.** Onda Q patológica.
Fonte: Acervo da autoria do capítulo.

Na figura a seguir, destacam-se as alterações eletrocardiográficas nos processos isquêmicos do coração.

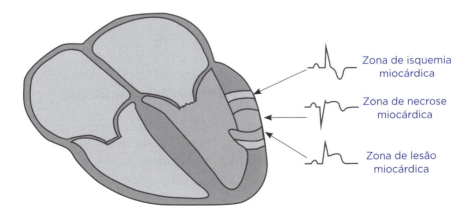

**Figura 8.6.**
Fonte: Acervo da autoria do capítulo.

## Alterações eletrocardiográficas e as alterações isquêmicas agudas

O ECG permite classificar o paciente dentro de dois grupos[11]:

- **Síndrome Coronariana Aguda com supradesnível de segmento ST (IAMCST):** elevação do segmento ST ou BRE novo ou supostamente novo;

- **Síndrome Coronariana Aguda sem supradesnível de segmento ST (IAMSST):** depressão do segmento ST, inversão das ondas T, elevação transitória do segmento ST, alterações inespecíficas da repolarização ventricular ou mesmo ECG normal. A posterior diferenciação entre o Infarto Agudo do Miocárdio sem supradesnivelamento do segmento ST e a Angina Instável será realizada pela avaliação dos marcadores de necrose miocárdica.

Durante um quadro de SCA com supradesnível do segmento ST, a ordem progressiva de acontecimentos caracteriza-se por[9]:

1. Retificação do segmento ST com desaparecimento da concavidade para cima;

2. Elevação do segmento ST retificado com onda T positiva, às vezes de amplitude aumentada;

3. Supradesnível do segmento ST com convexidade para cima, inversão da onda T e ascensão lenta do complexo QRS;

4. Supradesnível do segmento ST com convexidade para cima, inversão da onda T e alteração do complexo QRS.

As alterações eletrocardiográficas durante um quadro de SCA sem supradesnível do segmento ST se caracterizam por[9]:

1. Infradesnível do segmento ST;

2. Retificação do segmento ST;

3. Onda T negativa;

4. Aumento da voltagem da onda R.

## Correlação do eletrocardiograma com a anatomia cardíaca e coronariana

Na região acometida pelos quadros isquêmicos agudo ou crônico secundário, a obstrução parcial ou total do fluxo sanguíneo coronário pode ser identificada avaliando-se as derivações eletrocardiográficas afetadas e correlacionando-as com a parede miocárdica e a artéria coronária[5,6].

No quadro a seguir, destacamos as correlações entre as derivações eletrocardiográficas com as paredes miocárdicas e artérias coronárias acometidas.

| Derivação | Parede | Artéria coronária |
|---|---|---|
| V1 e V2 | Parede septal | Artéria descendente anterior |
| V3 e V4 | Parede anterior | Artéria descendente anterior |
| DI e aVL V5 e V6 | Parede ateral | Artéria circunflexa ou artéria descendente anterior |
| DII, DIII e aVF | Parede inferior | Artéria circunflexa |
| V3R a V6R | Ventrículo direito | Artéria coronariana direita |
| V7 a V9 | Parede posterior | Artéria circunflexa |

## Resumo

O quadro a seguir resume as principais características eletrocardiográficas das síndromes isquêmicas miocárdicas.

| | Alteração eletrocardiográfica |
|---|---|
| Isquemia | Positiva, simétrica e apiculada (isquemia subendocárdica) Negativa, pontiaguda e simétrica (isquemia subepicárdica) |
| Lesão | Supradesnível do segmento ST: lesão subepicárdica Infradesnível do segmento ST: lesão subendocárdica |
| Necrose | Onda Q patológica Desaparecimento da onda R (padrão QS) Diminuição da amplitude da onda R Desaparecimento da onda Q |

## Referências bibliográficas

1. Knuuti J, Wijns W, Saraste A, Capodanno D, Barbato E, Funck-Brentano C, et al. 2019 ESC Guidelines for the diagnosis and management of chronic coronary syndromes. Eur Heart J. 2020;41(3):407-477.
2. Ibanez B, James S, Agewall S, Antunes MJ, Ducci CB, Bueno H, et al. 2017 ESC Guidelines for the management of acute myocardial infarction in patients presenting with ST-segment elevation: The Task force for the management of acute myocardial infarction in patients presenting with ST-segment elevation of the European Society of Cardiology (ESC). Eur Heart J. 2018;39(2):119-177.
3. Collet JP, Thiele H, Barbato E, Barthelémy O, Bauersachs J, Bhatt DL, et al. 2020 ESC Guidelines for the management of acute coronary syndromes in patients presenting without persistent ST-segment elevation: The Task force for the management of acute coronary syndromes in patients presenting without persistent ST-segment elevation of the European Society of Cardiology (ESC). Eur Heart J. 2020; 1-79. Disponível em: https://doi.org/10.1093/eurheartj/ehaa575. Acesso em: 22 fev. 2022.
4. Quilici AP, Bento AM, Ferreira FG, Cardoso LF, Moreira RSL, Silva SC. Enfermagem em cardiologia. 2. ed. São Paulo: Atheneu; 2014.
5. Andrea E, Atié J, Maciel W. O eletrocardiograma e a clínica. 1. ed. Rio de Janeiro: Diagraphic; 2004.
6. Carneiro EF. Eletrocardiograma 10 anos depois. 1. ed. Rio de Janeiro: Livraria Editora Enéas Ferreira Carneiro; 1997.
7. Guimarares HP, Zalula AD, Vasques RG, Lopes RD. ECG: manual prático de eletrocardiograma. 1. ed. São Paulo: Atheneu; 2014.

8. Feldman J, Goldwasser GP. Eletrocardiograma: recomendações para a sua interpretação. Rio de Janeiro: SOCERJ; 2004.
9. Lopes JL, Ferreira FG. Eletrocardiograma para enfermeiros. São Paulo: Atheneu; 2013.
10. Pastore CA, Pinho JA, Pinho C, Samesima N, Pereira Filho HG, Kruse JC, et al. III Diretrizes da Sociedade Brasileira de Cardiologia sobre análise e emissão de laudos eletrocardiográficos. Arq Bras Cardiol. 2016;106(4):1-23. Portuguese. doi: 10.5935/abc.20160054. Erratum in: Arq Bras Cardiol. 2018; 110(5):497.
11. Bernoche C, Timerman S, Polastri TF, Giannetti NS, Siqueira AWDS, Piscopo A, et al. Atualização da Diretriz de ressuscitação cardiopulmonar e cuidados cardiovasculares de emergência da Sociedade Brasileira de Cardiologia – 2019. Arq Bras Cardiol. 2019;113(3):449-663. Portuguese. doi: 10.5935/abc.20190203.

# Bloqueios de Ramo Direito e Esquerdo

Kátia Regina da Silva

Edson Américo Sant´Ana

Beatriz Murata Murakami

Bloqueios ou atrasos na condução do impulso elétrico cardíaco podem acontecer em qualquer região do sistema de condução cardíaco. Basicamente, existem três tipos de bloqueios de condução, definidos de acordo com a região anatômica acometida: (1) bloqueio sinoatrial; (2) bloqueios atrioventriculares; (3) bloqueios intraventriculares. O bloqueio sinoatrial é decorrente da disfunção do nó sinusal, caracterizando-se por ausências de ondas P sinusais que podem ocorrer de maneira cíclica ou não. Os bloqueios atrioventriculares, conforme descrito no Capítulo 7, referem-se a atrasos ou bloqueios na condução do impulso elétrico dos átrios para os ventrículos. Os bloqueios intraventriculares referem-se a distúrbios na condução do impulso elétrico entre os ventrículos e são classificados em bloqueios de ramo (direito ou esquerdo), bloqueios fasciculares ou bloqueios divisionais, de acordo com a região do sistema His-Purkinje que foi acometida, ou seja, os ramos principais, os fascículos ou o interior das fibras de Purkinje (Figura 9.1)[1-3].

Apesar da terminologia "bloqueio de ramo" ser amplamente utilizada na prática clínica, essa denominação tem sido alvo de controvérsias, pelo fato dessa condição não se tratar de uma interrupção da condução do estímulo propriamente dita. Na realidade, o que ocorre são graus variados de atraso na condução, de forma fixa, intermitente ou frequência-dependentes, que levam a alterações na morfologia e duração do complexo QRS[4,5].

Tradicionalmente, considera-se que a passagem tais como alterações estruturais do sistema de condução, danos miocárdicos relacionados a necrose, fibrose, calcificação, lesões infiltrativas ou insuficiência vascular ou ainda alterações no período refratário, podem levar ao estímulo elétrico por qualquer dos ramos do feixe de His pode, por inúmeras causas, retardo na condução, gerando uma série de alterações eletrocardiográficas, assim como, modificações na orientação dos vetores de ativação, constituindo o que se convencionou denominar de "bloqueios de ramo" direito

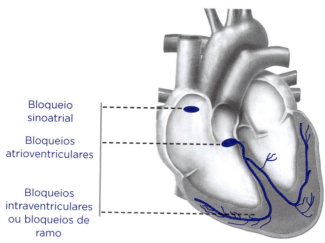

**Figura 9.1.** Classificação dos distúrbios da condução do impulso elétrico cardíaco.

e esquerdo[2-7]. A morfologia eletrocardiográfica resultante dessas alterações corresponde à ativação ventricular retardada e, o seu significado clínico ou prognóstico, em indivíduos sem evidências de cardiopatia, ainda permanece desconhecido, carecendo de maiores investigações[5]. No entanto, em indivíduos com cardiopatias, esses distúrbios da condução podem representar um maior comprometimento cardíaco em decorrência do agravamento da doença cardíaca subjacente[5,8].

O presente capítulo tem como objetivo principal apresentar conceitos essenciais para a análise e interpretação eletrocardiográfica dos bloqueios de ramo direito e esquerdo. Descreveremos, inicialmente, algumas características fundamentais da despolarização ventricular.

## Princípios gerais da despolarização ventricular

Conforme apresentado no Capítulo 1, o coração tem um sistema especializado em gerar e conduzir impulsos elétricos que permite a despolarização das células miocárdicas, promovendo a contração rítmica das quatro câmaras cardíacas[1-3]. Dois tipos principais de células constituem o coração: as células miocárdicas, responsáveis pela função contrátil e as células do sistema de condução elétrica, especializadas no automatismo e na condução do estímulo cardíaco[1-3].

Em condições normais, o impulso elétrico gerado no nó sinusal é conduzido pelas vias internodais até o nó atrioventricular. Os ventrículos recebem o estímulo elétrico vindo dos átrios por meio do sistema His-Purkinje, que permite que todas as paredes dos ventrículos sejam despolarizadas simultaneamente, o que é primordial para a contração efetiva das câmaras ventriculares[1-3].

Segundo descrição clássica, o feixe de His dá origem a dois ramos, o direito e o esquerdo, que são responsáveis pela propagação do impulso elétrico pelos ventrículos. Anatomicamente, o ramo direito segue sem se bifurcar até a base do músculo papilar ventricular direito, onde se fragmenta em uma complexa rede de fibras. O ramo esquerdo apresenta duas subdivisões claramente estabelecidas, a anterosuperior e a posteroinferior, que se dirigem para os músculos papilares correspondentes do ventrículo esquerdo[6] (Figura 9.2).

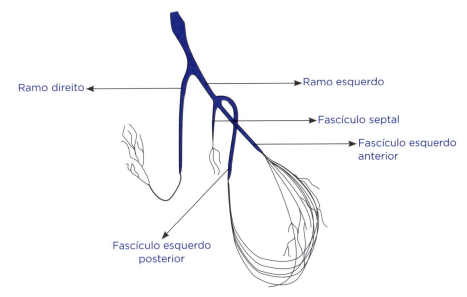

**Figura 9.2.** Anatomia dos ramos ventriculares.

A despolarização ventricular normal é representada por complexos QRS estreitos (duração inferior a 0,12 segundos), com eixo elétrico entre −30° e +90°. Alterações na ativação dos ventrículos, como consequência dos diversos graus de retardo na condução, são representadas principalmente pelo aumento na duração dos complexos QRS, originando vetores dirigidos em maior ou menor escala para as regiões bloqueadas, podendo, desse modo, alterar o eixo de ativação ventricular[2].

## Critérios eletrocardiográficos para caracterização dos bloqueios de ramo

As informações do presente capítulo estão em conformidade com a "III Diretriz de Análise e Emissão de Laudos Eletrocardiográficos", publicada pela Sociedade Brasileira de Cardiologia (SBC)[9], e com a padronização internacional para interpretação eletrocardiográfica dos distúrbios da condução intraventriculares[10].

De acordo com as diretrizes internacionais, recomenda-se utilizar a classificação dos bloqueios de ramo como *completo* ou *incompleto*. Alguns autores, no entanto, classificam os bloqueios de ramo em grau leve, moderado e avançado. Ambas as classificações podem ser consideradas corretas por representarem graus diferentes de acometimento da condução intraventricular. Neste capítulo, optou-se, contudo, por utilizar a classificação proposta pelas diretrizes nacionais e internacionais, tendo-se em vista a sua grande aceitação pelos especialistas[9,10].

Basicamente, os bloqueios de ramo ocorrem quando o estímulo elétrico sofre um retardo ou é impedido de prosseguir através de um dos ramos do feixe de His. A ativação ventricular fica retardada em consequência da despolarização lenta (célula a célula) do ventrículo que apresenta o ramo bloqueado. A manifestação eletrocardiográfica desse retardo da ativação é caracterizada pela alteração na duração e/ou morfologia dos complexos QRS. Essas alterações da despolarização ventricular decorrentes dos bloqueios de ramo são acompanhadas de alterações da repolarização ventricular, ou seja, as alterações do complexo QRS, geralmente, são acompanhadas de alterações do segmento ST e da onda T de igual magnitude, contudo, com direções praticamente opostas. Dessa forma, em linhas gerais, duas condições caracterizam o diagnóstico de bloqueio completo de ramo: (1) QRS alargado e (2) Onda T oposta ao retardo do QRS[2-7] (Figura 9.3).

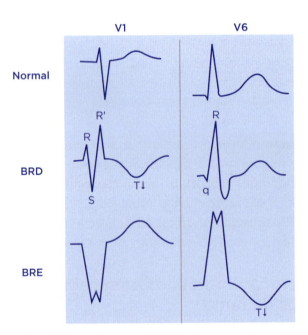

**Figura 9.3.** Alterações típicas da morfologia do complexo QRS e onda T dos bloqueios de ramos direito (BRD) e esquerdo (BRE), nas derivações V1 e V6.

## Bloqueio do ramo esquerdo

O bloqueio de ramo esquerdo (BRE) resulta de um atraso de condução ou bloqueio em qualquer sítio do sistema de condução intraventricular, incluindo a porção principal do ramo esquerdo, qualquer um dos seus fascículos (anterior ou posterior), o sistema de condução distal do ventrículo esquerdo ou, menos frequentemente, as fibras do feixe de His[2-7]. O resultado será uma reorganização extensa do padrão de ativação e de repolarização do ventrículo esquerdo, produzindo modificações significativas no complexo QRS, no segmento ST e na onda T (Figura 9.4).

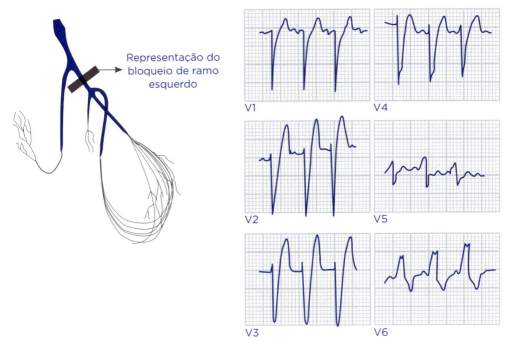

**Figura 9.4.** Representação do bloqueio de ramo esquerdo e as principais alterações eletrocardiográficas.

O atraso na condução desse ramo resulta na ativação precoce do lado direito do septo interventricular, ápice e parede livre do ventrículo direito. De acordo com a magnitude do atraso da condução, o bloqueio poderá ser completo (grau avançado) ou incompleto (grau moderado ou leve)[2-10]. As alterações eletrocardiográficas mais comumente encontradas em indivíduos com BRE, encontram-se descritas na Tabela 9.1 e podem ser identificadas na Figura 9.5.

| Tabela 9.1. Critérios eletrocardiográficos do bloqueio de ramo esquerdo. |
|---|
| • QRS alargados com duração ≥ 0,12 segundos como condição fundamental |
| • Ausência de ondas Q em DI, aVL, V5 e V6 |
| • Ondas R alargadas e com entalhes e/ou empastamentos médio-terminais em D1, aVL, V5 e V6 (clássico aspecto em torre) |
| • Onda "r" com crescimento lento de V1 a V3, podendo ocorrer QS |
| • Ondas S alargadas com espessamentos e/ou entalhes em V1 e V2 |
| • ≥ 50 ms deflexão intrinsecoide em V5 e V6 |
| • Eixo elétrico de QRS entre −30° e +60° |
| • Depressão do segmento ST e T assimétrica em oposição ao retardo médio-terminal |

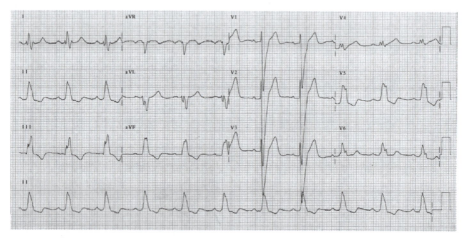

**Figura 9.5.** Eletrocardiograma com padrão de bloqueio de ramo esquerdo.

## Bloqueio do ramo direito

O bloqueio de ramo direito (BRD) ocorre por atraso de condução em qualquer porção do sistema de condução do lado direito, podendo acontecer na porção principal do ramo direito, no feixe de His ou no sistema de condução distal do ventrículo direito. Com o atraso da condução pelo ramo direito, a ativação ventricular esquerda é realizada normalmente. Dessa forma, o complexo QRS não apresenta modificações em sua parte inicial. Entretanto, quando a ativação ventricular esquerda está sendo finalizada, o impulso passa da esquerda para direita através do septo interventricular, desencadeando a ativação lenta e anormal do ventrículo direito, alterando, desse modo, a parte final do complexo QRS[2-7] (Figura 9.6).

# Bloqueios de Ramo Direito e Esquerdo

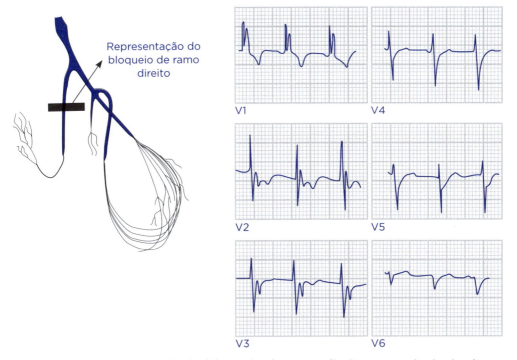

**Figura 9.6.** Representação do bloqueio de ramo direito e as principais alterações eletrocardiográficas.

De acordo com a magnitude do atraso da condução, o bloqueio poderá ser completo (grau avançado) ou incompleto (grau moderado ou leve). As alterações eletrocardiográficas mais comumente encontradas em indivíduos com BRD, encontram-se descritas na Tabela 9.2 e podem ser identificadas na Figura 9.7.

| Tabela 9.2. Critérios eletrocardiográficos do bloqueio de ramo direito. |
|---|
| • QRS alargados com duração ≥ 0,12 segundos, como condição fundamental |
| • Ondas S empastadas em DI, aVL, V5 e V6 |
| • V1 e V2 mostram onda R' alargada e frequentemente entalhada, geralmente maior que a onda r inicial (rSR' ou rsR'), chamada em M ou "aspecto de orelha de coelho" |
| • Ondas qR em aVR com R empastada |
| • rSR' ou rsR' em V1 com R' espessado |
| • Eixo elétrico de QRS variável, tendendo para a direita no plano frontal |
| • Onda T assimétrica em oposição ao retardo final de QRS |

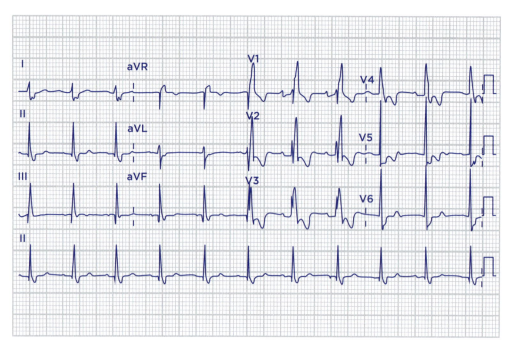

**Figura 9.7.** Eletrocardiograma com padrão de bloqueio de ramo direito.

## Resumo

No quadro a seguir, apresentamos um sumário para auxiliar na interpretação eletrocardiográfica dos bloqueios de ramo esquerdo e direito.

| Roteiro básico para análise e interpretação eletrocardiográfica dos bloqueios de ramo esquerdo e direito. |
|---|
| • Avaliar o ritmo, a frequência cardíaca, a condução atrioventricular, a duração e morfologia da onda P, do intervalo PR, do complexo QRS e onda T |
| • Lembrar-se que duas condições principais caracterizam o diagnóstico de bloqueio completo de ramo:<br>1. QRS alargado<br>2. Onda T oposta ao retardo do QRS |
| • Os principais critérios do BRE são:<br>QRS alargados com duração ≥ 0,12 segundos<br>Ondas R alargadas e com entalhes e/ou empastamentos médio-terminais em DI, aVL, V5 e V6 ("aspecto de torre")<br>Ondas S alargadas com espessamentos e/ou entalhes em V1 e V2<br>Desvio do eixo para esquerda |
| • Os principais critérios do BRD são:<br>QRS alargados com duração ≥ 0,12 segundos<br>RSR' em V1 e V2 ("aspecto de orelha de coelho") com infradesnivelamento de ST ou onda T invertida<br>Ondas S empastadas em DI, aVL, V5 e V6 |

# Referências bibliográficas

1. Costa R, Silva KR. Bradiarritmias, marcapassos e cardioversores – desfibriladores Implantáveis. In: Quilici AP, Cardoso LF, Ferreira FG, et al. Enfermagem em cardiologia. 1. ed. São Paulo: Atheneu; 2009, 461-486.
2. Thaler MS. The only EKG book you'll ever need. Lippincott Williams & Wilkins, Seventh edition. 2012.
3. Braunwald E, Bonow RO, Mann DL, Zipes DP, Libby P. Electrocardiography. Mirvis DM, Golberger AL. Braunwald's heart disease. Philadelphia: Elsevier Saunders; 2011, 126-167.
4. Sanches PCR, Moffa PJ. Distúrbios da condução intraventricular. In: Moffa PJ, Sanches PCR (Org.). Eletrocardiograma: normal e patológico. 7. ed. São Paulo: Roca; 2001, 381-412.
5. Sanches PCR, Moffa PJ. Significado clínico dos bloqueios de ramo do feixe de His e dos seus fascículos. In: Pastore CA, Grupi CJ, Moffa PJ. (Org.). Eletrocardiologia atual: Curso do serviço de eletrocardiologia do InCor. 2. ed. São Paulo: Atheneu; 2008, 41-48.
6. Carneiro EF. O eletrocardiograma – 10 anos depois. Rio de Janeiro: Enéas Ferreira Carneiro; 1997, 165-221.
7. Sarter BH, Hook BG, Callans DJ, Marchlinski FE. Effect of bundle branch block on local electrogram morphologic features: implications for arrhythmia diagnosis by stored electrogram analysis. Am Heart J. 1996;131:947.
8. Barsheshet A, Goldenberg I, Garty M, Gottlieb S, Sandach A, Laish-Farkash A, et al. Relation of bundle branch block to long-term (four-year) mortality in hospitalized patients with systolic heart failure. Am J Cardiol. 2011;107:540-4.
9. Pastore CA, Pinho JA, Pinho C, Samesima N, Pereira-Filho HG, Kruse JCL, et al. Sociedade Brasileira de Cardiologia. III Diretriz da Sociedade Brasileira de Cardiologia sobre análise e emissão de laudos eletrocardiográficos 2016. Arq Bras Cardiol. 2016;106(4):1.
10. Surawicz B, Childers R, Deal BJ, Gettes LS. AHA/ACCF/HRS Recommendations for the standardization and interpretation of the electrocardiogram: Part III: Intraventricular conduction disturbances: A Scientific statement from the American Heart Association Electrocardiography and Arrhythmias Committee, Council on Clinical Cardiology; the American College of Cardiology Foundation; and the Heart Rhythm Society: Endorsed by the International Society for Computerized Electrocardiology. Circulation. 2009;119(10):e235-e240.

# Sobrecarga Atrial e Ventricular

Amanda Silva de Macêdo Bezerra
Evelise Helena Fadini Reis Brunori
Eduarda Ribeiro dos Santos

Este capítulo abordará as sobrecargas atriais e ventriculares. Aplica-se o termo sobrecarga quando uma câmara do coração está submetida a uma quantidade de volume maior (sobrecarga de volume), ou à maior quantidade de pressão (sobrecarga de pressão), tendo que vencer o aumento desta resistência.

O eletrocardiograma (ECG) por ser considerado o registro gráfico da atividade elétrica cardíaca, fornece critérios de sobrecargas. A hipertrofia, a dilatação e o aumento das câmaras, são alterações que não são diretamente determinadas no ECG, entretanto, estas alterações são as grandes responsáveis pelas sobrecargas.

## Sobrecarga atrial

### ◆ Definição

O impulso cardíaco tem origem no nó sinusal, a primeira estrutura a se despolarizar. A partir dele tem início o processo de despolarização atrial começando pelo átrio direito e em sequência o átrio esquerdo. No início do processo, o impulso elétrico está direcionado para baixo e para o nó atrioventricular; no final do processo de despolarização atrial, o impulso elétrico assume uma direção para o átrio esquerdo e membro superior esquerdo[1-3].

Analisando este processo do ponto de vista vetorial, o vetor (força elétrica) de despolarização do átrio direito tem direção para baixo, para frente e ligeiramente para a esquerda, enquanto o vetor de despolarização do átrio esquerdo tem direção para a esquerda, para trás, ficando na linha média, discretamente para cima ou para baixo[2-4].

O vetor resultante da despolarização dos átrios é representado pelo vetor P, cuja projeção no triângulo de Einthoven e no plano das derivações precordiais define a onda P do traçado eletrocardiográfico[2-4].

Na presença de sobrecarga atrial, os átrios trabalham acima do normal, para vencer uma maior resistência, pois estão submetidos a uma maior quantidade de volume[3].

Quando existe sobrecarga ou aumento de um ou de ambos os átrios, há modificações na onda P, representando alterações da pressão interatrial e/ou volume dos átrios[3]. Os respectivos vetores também terão amplitudes maiores, e, portanto, o vetor P resultante, tenderá a uma direção no sentido da sobrecarga[2-4].

As sobrecargas atriais não representam patologias isoladas dos átrios, entretanto, aparecem como consequência de outras patologias cardiovasculares com repercussão na fisiologia normal dos átrios.

## Sobrecarga atrial direita

### ◆ Mecanismo da sobrecarga

A sobrecarga atrial direita (SAD) ocorre quando existe uma sobrecarga de pressão ou volume no átrio direito quando comparado ao átrio esquerdo. Isto, geralmente, ocorre nos pacientes com *cor pulmonale*, hipertensão pulmonar, estenose ou insuficiência das valvas tricúspide e/ou pulmonar, atresia da valva tricúspide e miocardiopatia dilatada[1].

Como consequência deste processo, o vetor de despolarização do átrio direito predomina sobre o do átrio esquerdo, fazendo com que o vetor P resultante tenha direção para baixo e para a frente[2-4].

### ◆ Interpretação da sobrecarga atrial direita no eletrocardiograma

Na representação de uma onda P, o componente atrial direito (AD) e esquerdo (AE) são visualizados separadamente, o que explica a presença de um pequeno, e muitas vezes, imperceptível entalhe nesta onda em indivíduos normais, sendo a primeira porção correspondente ao átrio direito e a segunda porção ao átrio esquerdo. A despolarização do AD termina antes do AE. O aumento do AD determina o aumento na voltagem da onda P, porém com duração normal, gerando ondas P com amplitudes maiores (Figura 10.1).

Na sobrecarga atrial, a onda P se apresentará com baixa amplitude em DI e uma maior amplitude ($\geq$ 2,5 mm) com morfologia apiculada em DII, DIII e aVF (Figura 10.2), com tendência de desvio do seu eixo para a direita, caracterizando o que se chama de "onda P *pulmonale*"[2,5-7]. Esta alteração ocorre devido à hiperinsuflação pulmonar, que durante o movimento do diafragma, ocorre o deslocamento vertical do coração e rotação horária, aumentando a amplitude da onda P nas derivações inferiores[3]. Nas derivações V1 e V2, a onda P apresenta um moderado aumento de sua amplitude (> 1,5 mm)[2,5-7].

# Sobrecarga Atrial e Ventricular

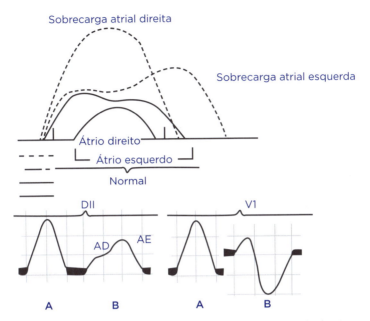

**Figura 10.1.** Diagrama ilustrativo dos componentes atrial direito e esquerdo para registro da onda P.
Fonte: Adaptada de Moffa PJ, Sanches PC. Tranchesi: eletrocardiograma normal e patológico. 7.ed. São Paulo: Roca. 2001.

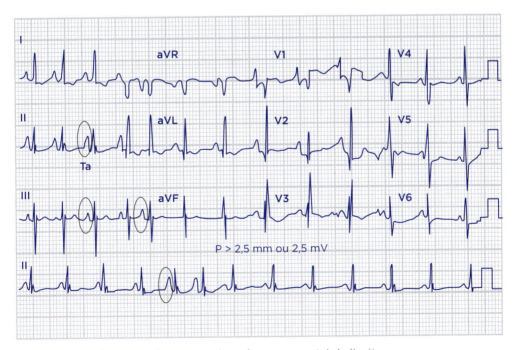

**Figura 10.2.** Eletrocardiograma de sobrecarga atrial direita.
Fonte: Adaptada de <http://ennioss.files.wordpress.com/2012/04/slide_131.jpg>.

Em se tratando do complexo QRS, as alterações na SAD são: complexo qR nas derivações V1 e V2 (Figura 10.3) e diminuição da amplitude do complexo QRS em V1, com o aumento em $V_2$ (sinal de Peñaloza e Tranchesi) (Figura 10.4)[3].

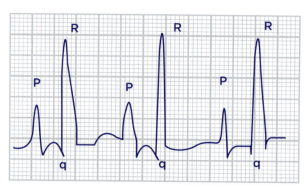

**Figura 10.3.** Complexo qR na derivação V1.

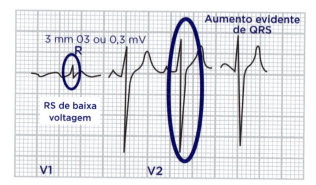

**Figura 10.4.** Diminuição da amplitude do complexo QRS em V1, com o aumento em V2.

## Sobrecarga atrial esquerda

### ◆ Mecanismo da sobrecarga

A sobrecarga atrial esquerda (SAE) ocorre quando existe uma sobrecarga de pressão ou volume no átrio esquerdo. Isto, geralmente, ocorre nos pacientes com estenose mitral, insuficiência mitral, insuficiência cardíaca esquerda e miocardiopatia dilatada. Como resultado, o vetor de despolarização do átrio esquerdo predomina, com desvio do eixo do vetor P resultante para a esquerda entre +40° e −30° no plano frontal[2-5].

### ◆ Interpretação da sobrecarga atrial esquerda

A sobrecarga atrial esquerda pode ser determinada pelos índices de Morris e de Macruz.

## Índice de Morris

Este índice é composto pelo produto da amplitude e pela duração do componente negativo final da onda P, na derivação V1, sendo denominado força terminal de P em V1[3].

## Índice de Macruz

Este índice determina a relação entre a onda P e o segmento PR (P/PR). Em condições normais esta relação varia de 1 a 1,7[3]. Na SAE, a duração da ativação atrial é maior, no entanto, a ativação do nó atrioventricular se faz normalmente. Devido a este fato, na presença de aumento da duração da onda P, o segmento PR frequentemente tem curta duração, o que determina um índice de Macruz maior que 1,7.

Nesse contexto, o traçado eletrocardiográfico da SAE, apresenta uma onda P com uma morfologia alargada (duração > 0,12 segundos) e entalhada em DII, com amplitude normal, o que, caracteristicamente é chamado de "onda P mitral". A onda P também aparece com predomínio da fase negativa em V1 (Figura 10.5)[2,6,7].

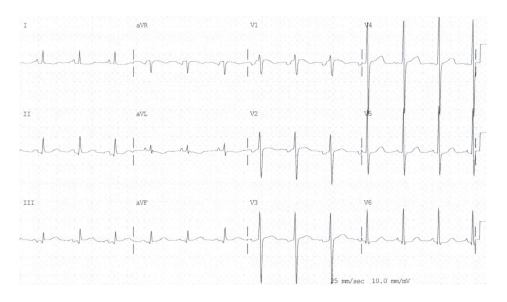

**Figura 10.5.** Presença de critérios de sobrecarga atrial esquerda.
Fonte: Pastore CA, Grupi CJ, Moffa PJ. Eletrocardiologia Atual – Curso do Serviço de Eletrocardiologia do InCor. 2.ed. São Paulo: Editora Atheneu, 2008. p. 11.

## Sobrecarga biatrial

A sobrecarga biatrial ocorre quando há um aumento dos dois átrios. As etiologias mais comuns são doença da valva mitral, defeitos do septo interatrial, doenças valvares múltiplas e falência biventricular.

### • Interpretação da sobrecarga biatrial no eletrocardiograma

Um mesmo traçado eletrocardiográfico mostra sinais de crescimento do átrio direito e esquerdo, ou seja, ondas P com amplitude aumentada (> 2,5 mm em DII) e duração também aumentada (≥ 0,12 segundos em DII). Na derivação V1 e V2 a fase positiva é ampla e apiculada (sobrecarga do átrio direito) e a fase negativa, de duração aumentada (sobrecarga do átrio esquerdo) (Figura 10.6).

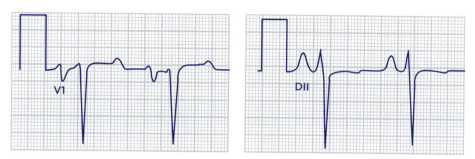

**Figura 10.6.** Sobrecarga biatrial.
Fonte: Adaptada de <http://www.rbccv.org.br/article/446/Operacao_de_Jatene_sem_manobra_de_Lecompte_em_crianca_com_Taussig_Bing_heart>.

## Sobrecargas ventriculares

### • Sobrecarga ventricular direita

#### Definição

O estudo da sobrecarga ventricular direita (SVD) possui importante relevância clínica, principalmente por estar presente em situações como: estenose pulmonar, doença pulmonar obstrutiva crônica (DPOC), cardiopatias congênitas, tais como a tetralogia de Fallot ou o defeito do septo interventricular, ou que tenham aumento de impedância vascular pulmonar, por exemplo, no tromboembolismo pulmonar, e em situações fisiológicas como no exercício físico.

O aumento da impedância pulmonar é uma variável fisiológica que tende a promover hipertensão e dilatação da câmara ventricular direita, que pode reduzir seu volume sistólico e, consequentemente, o débito cardíaco[8]. A SVD intensa promove desvio do septo interventricular para o lado esquerdo, com consequente redução da câmara ventricular esquerda, reduzindo sua complacência e gerando disfunção biventricular[8-10].

#### Mecanismo da sobrecarga ventricular direita

Na situação de SVD as alterações no ECG dependem do predomínio das forças elétricas desta câmara, da cardiopatia e suas alterações hemodinâmicas. Nas cardiopatias adquiridas quando há SVD há uma competição das forças do ventrículo hipertrofiado (ventrículo direito), com as forças normais do ventrículo esquerdo (VE), que se apresenta, fisiologicamente, com uma maior magnitude.

Quando um dos ventrículos se hipertrofia muito, o eixo do coração se desvia em direção ao ventrículo hipertrofiado, por duas razões. Em primeiro lugar, há quantidade muito maior de músculo do lado hipertrofiado, com isto possibilita excessiva geração de potencial elétrico nesse lado. Segundo, é necessário mais tempo para a onda de despolarização passar pelo ventrículo hipertrofiado que pelo ventrículo normal. Portanto, na SVD se observa o desvio de eixo elétrico do QRS para a direita[1,11].

Os mecanismos das anormalidades do ECG resultam de três efeitos da hipertrofia ventricular direita (VD). Primeiro, devido aos fluxos de corrente entre células hipertrofiadas, que são mais fortes do que o normal e produzem voltagem mais alta na superfície corpórea. Segundo, frentes de ativação se movendo por meio de um VD aumentado são maiores do que o normal, e produzem maiores potenciais de ação. Terceiro, o tempo de ativação do VD é prolongado. Este último efeito é particularmente importante em produzir mudanças no ECG, uma vez que, a ativação do VD agora termina depois da promovida no VE.

## Interpretação da sobrecarga de ventrículo direito no eletrocardiograma

As mudanças no ECG associadas à hipertrofia moderada a severa do ventrículo direito irão incluir anormalidades da onda R nas derivações aVR, V1 e V2 e ondas S anormais com pequena amplitude (qR, Rs, qRs). Aparecem progressivamente ondas r menores nas derivações DI, aVL, V5 e V6. Nas derivações esquerdas precordiais encontra-se, também, S com amplitudes maiores (rS) (Tabela 10.1)[11].

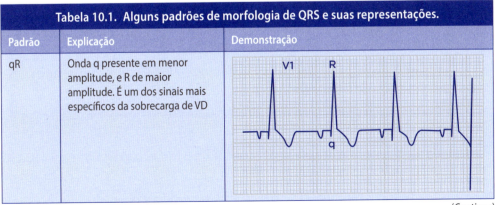

Tabela 10.1. Alguns padrões de morfologia de QRS e suas representações.

| Padrão | Explicação | Demonstração |
|---|---|---|
| qR | Onda q presente em menor amplitude, e R de maior amplitude. É um dos sinais mais específicos da sobrecarga de VD | |

(Continua)

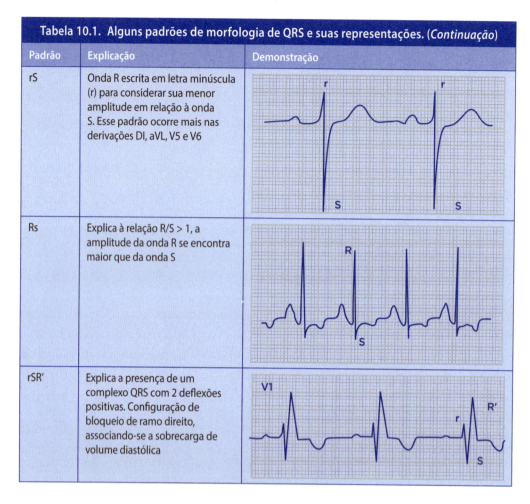

Tabela 10.1. Alguns padrões de morfologia de QRS e suas representações. (*Continuação*)

| Padrão | Explicação | Demonstração |
|---|---|---|
| rS | Onda R escrita em letra minúscula (r) para considerar sua menor amplitude em relação à onda S. Esse padrão ocorre mais nas derivações DI, aVL, V5 e V6 | |
| Rs | Explica à relação R/S > 1, a amplitude da onda R se encontra maior que da onda S | |
| rSR' | Explica a presença de um complexo QRS com 2 deflexões positivas. Configuração de bloqueio de ramo direito, associando-se a sobrecarga de volume diastólica | |

Desta forma, os critérios mais comuns para sobrecarga ventricular direita incluem (Figura 10.7)[3,11,12]:

- Onda R da derivação V1 e V2 > 7 mV (maior do que 7 mm em V1 no adulto);
- S de V1 < 0,2 mV; relação de R/S > 1, com R > 0,5 mV em V1;
- S com maior amplitude nas derivações opostas e mais laterais (V5 e V6). Complexos QRS de tipo RS ou rS nessas derivações;
- Complexos de negatividade inicial, seguidos de R(qR) ou Rs (qRs) em V1 ou V1 e V2;
- Padrão trifásico (rsR'), com onda R' proeminente nas precordiais direitas V3 R, V1 e V2;
- Onda T pode ser negativa em V1, V2 e V3 devido alteração na repolarização ou ainda se apresenta bifásica;
- Eixo desviado para a direita ≥ 90° no adulto e 110° na criança.

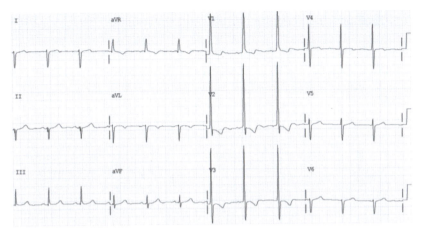

**Figura 10.7.** Presença de critérios de sobrecarga ventricular direita.
Fonte: Pastore CA, Grupi CJ, Moffa PJ. Eletrocardiologia Atual – Curso do Serviço de Eletrocardiologia do InCor. 2.ed. São Paulo: Editora Atheneu, 2008. p. 15.

## Manifestação clínica do paciente

Além dos efeitos no ventrículo esquerdo, alguns estudos passaram a demonstrar que a hipertensão arterial sistêmica (HAS) também causava repercussão no ventrículo direito, observando-se alterações na circulação pulmonar e, em consequência, da espessura e da função anormais dessa câmara[13].

Na presença de alterações geradas pela SVD exacerbada, encontra-se alterações pulmonares, que levam a manifestações clínicas tais como: dispneia, ortopneia, dispneia paroxística noturna, hemoptise, rouquidão, edema e ascite, B1 e B2 hiperfonéticas. Esse quadro clínico é exacerbado quando há presença de hipertensão pulmonar[11].

## Sobrecarga ventricular esquerda

### ◆ Definição

Este tipo de sobrecarga representa uma exacerbação do predomínio fisiológico deste ventrículo, principalmente por hipertrofia e dilatação, como comentado na introdução deste capítulo.

Em patologias como estenose aórtica, hipertensão arterial sistêmica e coarctação da aorta, acontece um aumento da sobrecarga sistólica ou sobrecarga pressórica do ventrículo esquerdo secundária ao aumento da resistência do esvaziamento sistólico do ventrículo. Nas insuficiências das válvulas mitral e aórtica, nas cardiopatias que geram *shunts* da esquerda para a direita (persistência do canal arterial, comunicação interventricular) ocorrem sobrecargas do VE diastólica, ou volumétrica, secundária à sobrecarga de volume do VE durante a diástole[3,11].

## Mecanismo da sobrecarga de ventrículo esquerdo (SVE)

Descrever os mecanismos da SVE requer a descrição de hipertrofia ventricular esquerda (HVE) (Figura 10.8). Esta constitui um conjunto de alterações estruturais decorrentes do aumento das dimensões dos cardiomiócitos, da proliferação do tecido conjuntivo intersticial e da rarefação da microcirculação coronariana[14].

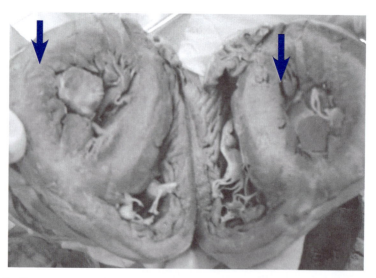

**Figura 10.8.** Coração com hipertrofia ventricular.

A HVE resulta das anormalidades dos níveis celular, tissular e volume. Estas anormalidades são compostas por mudanças causadas por condições clínicas concomitantes, tais como as ocorridas na isquemia miocárdica. No nível celular a hipertrofia está relacionada com a forma de remodelamento elétrico, que altera a forma e duração do potencial de ação, isso inclui mudanças heterogêneas na função e distribuição dos canais iônicos, tamanho do miócito e padrão de bloqueio[11].

A sobrecarga de trabalho é considerada o fator mais frequentemente envolvido na HVE. O aumento na atividade cardíaca pode estar associado à maior demanda fisiológica, como no exercício físico e em estados de anemia crônica[12,13]. Assim, como consequência do aumento da necessidade de bombear mais sangue para a periferia, há uma adaptação adequada às novas exigências.

No ECG, o aumento da massa muscular do ventrículo esquerdo aumenta as voltagens dos complexos QRS, pois quando a fibra miocárdica está maior, há também aumento do tamanho das células, e isso facilita o fluxo de corrente intercelular. Por sua vez, o aumento da massa do VE intensifica a aproximação desta câmara com a caixa torácica, e, é justamente o eletrodo explorador da derivação V5 e V6 que melhor captam as ondas R, que se apresentarão com amplitudes elevadas.

## Interpretação da sobrecarga de ventrículo esquerdo

Como já descrito anteriormente, no mecanismo da sobrecarga, o aumento de massa ventricular esquerda tem sido associado a aumentos da magnitude e duração dos complexos QRS.

O ECG não é o padrão-ouro para esta condição, no entanto, na presença de alteração tem significado prognóstico, podendo-se utilizar vários critérios para o diagnóstico[6].

Nas derivações mais direitas, como em V1, as ondas S estarão elevadas, se manifestando no ECG com amplitudes maiores e nas derivações mais esquerdas (V5 e V6), a onda R apresentará uma amplitude maior (Figura 10.9).

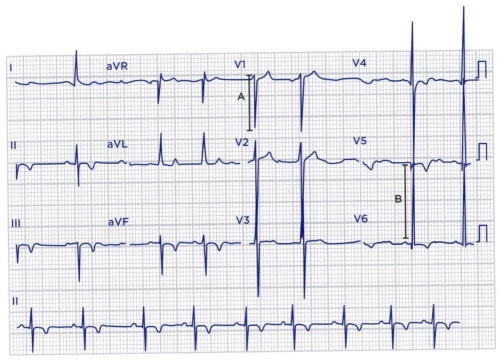

**Figura 10.9.** Representação gráfica de HVE, os achados principais são predomínio da amplitude da onda S em V1 e a onda R apresenta com amplitudes maiores nas derivações mais à esquerda, como em V6.

Vários são os critérios para detecção eletrocardiográfica de SVE. Alguns índices foram estabelecidos, levando em consideração a magnitude e duração dos complexos QRS, além do ângulo do eixo. Os mais conhecidos são designados pelo nome dos próprios autores[15-17]:

- **Índice de Sokolow – Lyon:** somatório da maior onda R da derivação V5 ou V6 com a onda S da derivação V1 ≥ 35 mm;

- **Índice de Sokolow – Lyon-Rappaport:** somatório da maior onda R da derivação V5 ou V6 com a onda S da derivação V2 ≥ 35 mm. Método de maior sensibilidade em homens (Figura 10.10);

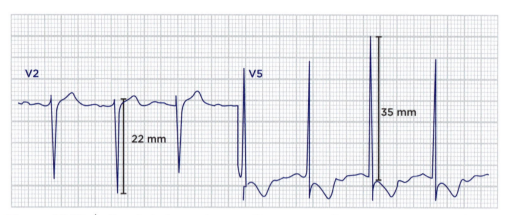

**Figura 10.10.** Índice Sokolow – Lyon – Rappaport. Em um recorte nas derivações V2 e V5 somando-se os valores de S de V2 e R de V5, confirma-se a presença do índice de Sokolow – Lyon – Rappaport (22 + 35 = 57mm).

- **Índice de White – Bock e Romhilt:** somatório da onda R na derivação DI com a onda S na derivação DIII menos o somatório da onda R na derivação DIII com a onda S na derivação DI > 17 mm;
- **Índice de Cornell:** somatório da amplitude da onda R na derivação aVL com a onda S na derivação V3 > 28 mm em homens e > 20 mm em mulheres. Método de maior sensibilidade nas mulheres (Figura 10.11)[16].

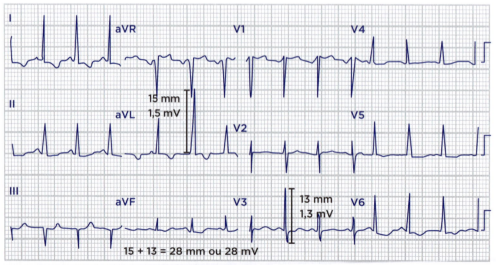

**Figura 10.11.** Critério de sobrecarga ventricular esquerda pelo Índice de Cornell.

A hipertrofia ventricular produz mudanças no complexo QRS, aumentando a amplitude das ondas R nas derivações mais esquerdas (DI, aVL, V5, e V6) e S grandes nas derivações mais direitas (V1, V2), somado a isso, pode-se observar em alguns casos depressão do seguimento ST e inversão da onda T em V1 e V2, pois, seguindo os preceitos da eletrocardiografia o vetor da onda T segue em direção oposta ao da área comprometida.

De maneira geral, aliada aos índices frequentemente utilizados na sobrecarga, a principal evidencia de SVE, é o aumento da voltagem dos QRS (Figura 10.12). Os critérios gerais incluem[18,19]:

- R de V5 ou V6 + S de $V_1$ > 35 mm;
- S de V1 > 30 mm;

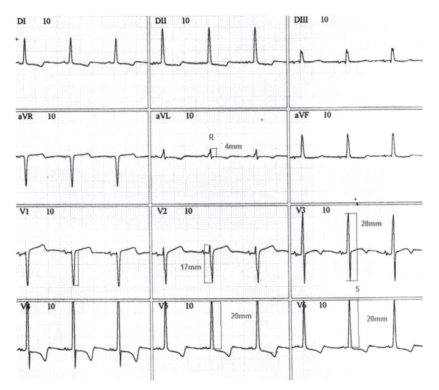

**Figura 10.12.** Eletrocardioagrama de paciente com HVE com critérios de sobrecarga de VE. Verifica-se a presença dos índices de Sokolow – Lyon (R da derivação V5 ou V6 com a onda S da derivação V1 > 35 mm/ 20 + 16 = 36 mm); presença do índice Sokolow-Lyon-Rappaport (R da derivação V5 ou V6 com a onda S da derivação V2 ≥ 35 mm/ 20 + 17 = 37 mm); e também, índice de Cornell verificado pelo somatório da amplitude da onda R na derivação aVL com a onda S na derivação V3 > 20 mm para mulheres e 28 mm para homens / 4 + 28 = 32 mm.

Fonte: Póvoa R, Souza D. Análise crítica do eletrocardiograma e do ecocardiograma na detecção da hipertrofia ventricular esquerda. Rev Bras Hipertens. 2008;15(2);81-89.

- R de V6 > 30 mm;
- R progressivo de V5 e V6;
- R em DI > 15 mm;
- R de aVL >15 mm;
- R de DI + S de DIII > 25 mm;
- desvio do eixo do QRS para esquerda com sentido anti-horário.

Os vetores em um coração normal se direcionam para baixo e levemente para esquerda e para frente, em sobrecargas, estas forças tendem a se desviar para o lado da hipertrofia, portanto, na HVE este vetor se direciona para o lado esquerdo, acentuadamente, e para trás; na hipertrofia ventricular direita (HVD) para direita (Figura 10.13)[3,11].

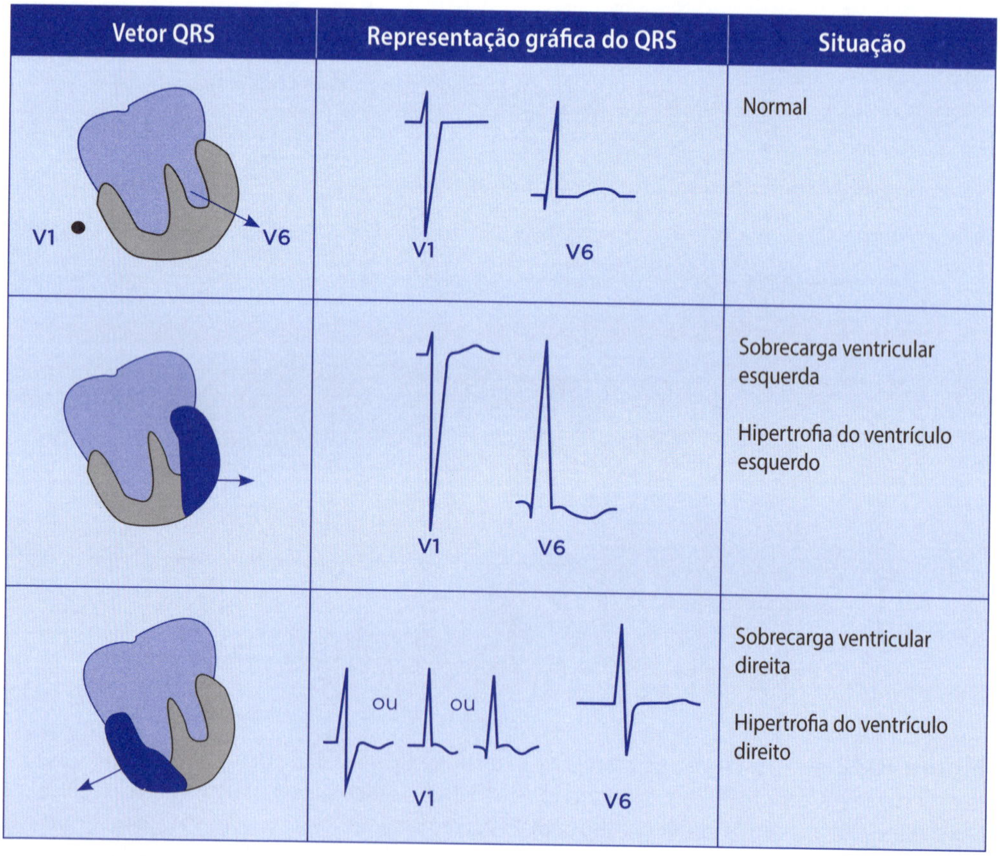

| Vetor QRS | Representação gráfica do QRS | Situação |
|---|---|---|
| V1 • → V6 | V1 V6 | Normal |
| | V1 V6 | Sobrecarga ventricular esquerda — Hipertrofia do ventrículo esquerdo |
| | ou ou V1 V6 | Sobrecarga ventricular direita — Hipertrofia do ventrículo direito |

**Figura 10.13.** Diferenciação dos critérios de sobrecarga e demonstração do comportamento do QRS. As forças direcionam o vetor na situação de SVE para esquerda e para parte posterior, portanto rS em V1 com polaridade mais negativo; na SVD, essas forças elétricas desviam para a direita com aparecimento de R maiores em V1, e ondas S em V6.

## Sobrecarga Atrial e Ventricular

É importante o reconhecimento do ECG com critérios de sobrecarga no subconjunto da população geral e, em indivíduos com hipertensão arterial sistêmica, pois a hipertrofia aumenta o risco de morbidade e mortalidade cardiovascular. Os padrões eletrocardiográficos de HVE estão relacionados com o aumento da espessura das paredes e com o tamanho do VE, já discutido nos mecanismos de HVE, e, consequentemente, à anormalidade da repolarização ventricular associada à importante estresse sistólico nas paredes cardíacas[18].

Em estudo que teve por objetivo avaliar a influência do gênero na sensibilidade de alguns dos critérios utilizados para a detecção de HVE, de acordo com a progressão do grau de hipertrofia ventricular, o ECG mostrou melhor desempenho no diagnóstico de HVE na medida em que aumenta a massa ventricular esquerda. Bem como para qualquer grau de HVE, o ECG, de maneira geral, é mais sensível para fazer seu diagnóstico no gênero masculino[20].

## Resumo

O quadro a seguir demonstra as principais alterações eletrocardiográficas das sobrecargas atriais e ventriculares.

| Sobrecarga | Onda P | Intervalo PR | Complexo QRS | Segmento ST | Onda T |
|---|---|---|---|---|---|
| Atrial Direita | Baixa amplitude em DI; amplitude ≥ 2,5 mm, com morfologia apiculada em DII, DIII e aVF; amplitude > 1,5 mm em V1 e V2 | Normal | Complexo qR nas derivações V1 e V2; diminuição da amplitude em V1 e aumento em V2 | Normal | Normal |
| Atrial Esquerda | Duração > 0,12 segundos e entalhada em DII; predomínio da fase negativa em V1 | Normal | Normal | Normal | Normal |
| Biatrial | Amplitude > 2,5 mm e duração aumentada > 0,12 segundos em DII; amplitude aumentada e apiculada na fase positiva e duração aumentada na fase negativa em V1 e V2 | Normal | Normal | Normal | Normal |

*(Continua)*

*(Continuação)*

| Sobrecarga | Onda P | Intervalo PR | Complexo QRS | Segmento ST | Onda T |
|---|---|---|---|---|---|
| Ventricular Direita | Normal | Normal | Anormalidade da onda R em aVR, V1 e V2; menor amplitude da onda r em DI, aVL, V5 e V6; maior amplitude da onda S em V5 e V6 | Normal | Pode ser negativa em V1, V2 e V3 |
| Ventricular Esquerda | Normal | Normal | R de V5 ou V6 + S de V1 > 35 mm; S de V1 > 30 mm; R de V6 > 30 mm; onda R de V6 > do que a onda R de V5; R em DI > 15 mm; R de aVL > 15 mm; R de DI + S de DIII > 25 mm | Normal | Normal |

## Referências bibliográficas

1. Guyton AC, Hall JE. Tratado de fisiologia médica. 11. ed. Rio de Janeiro: Elsevier; 2006.
2. Frank H, Netter MD, Frank HN. The Heart (netter collection of medical illustrations, Volume 5) by Richard Conti. 1979.
3. Moffa PJ, Sanches PC. Tranchesi: eletrocardiograma normal e patológico. 7. ed. São Paulo: Roca; 2001.
4. Macruz R, Perloff JK, Case RB. A method for the electrocardiographic recognition of atrial enlargement. Circulation. 1958;17:882.
5. Hallake J. Sobrecargas atriais. Diponível em: http://www.bibliomed.com.br/bibliomed/books/livro2/cap/cap13.htm. Acesso em: 22 jan. 2012.
6. Pastore CA, Pinho JA, Pinho C, Samesima N, Pereira Filho HG, Kruse JCL, et al. III Diretrizes da Sociedade Brasileira de Cardiologia sobre análise e emissão de laudos eletrocardiográficos. Arq. Bras. Cardiol. 2016. 2020;106(4):1-23. Disponível em: http://www.scielo.br/scielo.php?script=sci_arttext&pid=S0066-782X2016003000001&lng=en. https://doi.org/10.5935/abc.20160054. Acesso em: 22 mar. 2022.
7. Tarastchuk JCE, Guérios ÊE, Perreto S, Bueno RRL, Andrade PMP, Nercolini DC, et al. Evolução da onda P do eletrocardiograma após valvoplastia mitral em pacientes portadores de sobrecarga atrial esquerda. Arq. Bras. Cardiol. 2006;87(3):359-363. Disponível em: http://www.scielo.br/scielo.php? script=sci_arttext&pid=S0066-782X2006001600020&lng=en. http://dx.doi.org/10.1590/S0066-782X2006001600020. Acesso em: 22 mar. 2022.
8. Wood KE. Major pulmonary embolism: review of a pathophysiologic approach to the golden hour of hemodynamically significant pulmonary embolism. Chest. 2002;121(3):877-905.
9. Kreit JW. The impact of right ventricular dysfunction on the prognosis and therapy of normotensive patients with pulmonary embolism. Chest. 2004;125(4):1539-45.
10. Brito Filho F, Campos KN, Oliveira HA, Fernandes J, Silva CAM, Gaio E, et al. Efeitos hemodinâmicos da sobrecarga ventricular direita aguda experimental. Arq. Bras. Cardiol. 2011;96(4): 284-92.
11. Bonow RO, Mann DL, Zipes DP, Libby P. Brauwald's Heart diseases. A textbook of cardiovascular medicine. 9. ed. Philadelphia: Elsevier; 2012.
12. Nicolau JC, Polanczyk CA, Pinho JA, Bacellar MSC, Ribeiro DG. Lima DRN, et al. Diretriz de interpretação Cardiol. 2020;80(2):1-18. Disponível em: http://www.scielo.php?script=sci_arttext&pid=S0066-13. Acesso em: 22 mar. 2022.

13. Cuspidi C, Sampieri L, Angioni L, Boselli L, Bragato R, Leonetti G, et al. Effects of long-term blood pressure control on left and right ventricular structure and function in hypertensive patients. J Cardiovasc Pharmacol. 1991;17(2):S517-S18.
14. Wollert KC, Drexler H. Regulation of cardiac remodeling by nitric oxide: focus on cardiac myocyte hypertrophy and apoptosis. Heart Fail Rev. 2002;7:317-25.
15. Casale PN, Devereux RB, Kligfield P, Eisenberg RR, Miller DH, Chaudhary BS, et al. Electrocardiographic detection of leftventricular hypertrophy: development and prospective validation of improved criteria. J Am Coll Cardiol. 1985;6:572-80.
16. Gasperin CA, Germiniani H, Facin CR, Souza AD, Cunha CLP. Análise dos critérios eletrocardiográficos para determinação de sobrecarga ventricular esquerda. Arq Bras Cardiol. 2002;78(1):59-71.
17. Rodrigues SL, DAngelo L, Pereira AC, Krieger JE, Mill JG. Revisão dos critérios de Sokolow-Lyon Rappaport e cornell para hipertrofia do ventrículo esquerdo. Arq. Bras. Cardiol. 2008a. 2020;90(1):46-53. Disponível em: http:// www.scielo.br/scielo.php?script=sci_arttext&pid=S0066-782X2008000100008&lng=en. Acesso em: 22 mar. 2022.
18. Póvoa R, Souza D. Análise crítica do eletrocardiograma e do ecocardiograma na detecção da hipertrofia ventricular esquerda. Rev Bras Hipertens. 2008;15(2);81-89.
19. Pastore AC, Grupi CJ, Moffa PJ. Eletrocardiologia atual: Curso do serviço de eletrocardiologia do InCor. 2. ed. São Paulo: Atheneu; 2008.
20. Colossimo AP, Costa FA, Riera ARP, Bombig MTN, Lima VC, Fonseca FAH, et al. Sensibilidade do eletrocardiograma na hipertrofia ventricular de acordo com gênero e massa cardíaca. Arq. Bras. Cardiol. 2011a. 2020;97(3):225-231. Disponível em: http://www.scielo.br/scielo.php? script=sci_arttext&pid=S0066-782X20 11001200007&lng=em. Acesso em: 22 mar. 2022.

# Alterações Eletrocardiográficas nos Distúrbios Eletrolíticos

Ana Paula Dias de Oliveira

Meire Bruna Ramos

A atividade elétrica do coração é consequência do potencial elétrico gerado pelo deslocamento dos íons sódio, potássio, cálcio, cloro, além de outras moléculas na membrana celular, por meio de canais iônicos específicos[1]. O conjunto de fenômenos elétricos que ocorrem na célula cardíaca, denominado potencial de ação, foi discutido em detalhes no Capítulo 1.

A automaticidade, a condução cardíaca e a repolarização dependem das concentrações de eletrólitos séricos. Nesta perspectiva, o desequilíbrio da concentração desses íons pode causar graves distúrbios do ritmo cardíaco ao afetar as fases de despolarização e repolarização do ciclo cardíaco[1].

Os desequilíbrios eletrolíticos estão entre os principais problemas clínicos encontrados nos atendimentos em emergência e podem ser fatais se não corrigidos de maneira adequada. Pacientes críticos, como portadores de insuficiência cardíaca ou renal, sépticos, diabéticos, grandes queimados, vítimas de trauma ou em quimioterapia merecem cuidados especiais, uma vez que podem apresentar alguma alteração eletrolítica com maior potencial de complicações[2]. Do ponto de vista cardiológico, os distúrbios eletrolíticos podem gerar ou facilitar a ocorrência de arritmias cardíacas, mesmo em corações que são estruturalmente normais[3].

Neste contexto, o eletrocardiograma (ECG) é uma ferramenta essencial na prática clínica para o diagnóstico, monitoramento e avaliação da repercussão dos distúrbios eletrolíticos. Contudo, as manifestações eletrocardiográficas precisam ser correlacionadas com os achados clínicos e laboratoriais para a sua adequada interpretação.

Os distúrbios mais comuns de eletrólitos que alteram o ECG são as anormalidades do potássio, cálcio e magnésio[4]. Apresentaremos cada eletrólito separadamente, mas cumpre lembrar que há constante interação entre esses íons.

# Distúrbios do equilíbrio de potássio

O potássio é um eletrólito necessário para permitir gradientes de voltagem transmembrana normais entre os meios intra e extracelular por interferência da bomba de sódio-potássio-adenosina trifosfatase. Esses gradientes de voltagem são necessários para o estabelecimento de potenciais de ação em membranas excitáveis, como aquelas que existem no músculo esquelético, músculo cardíaco, músculo liso e células nervosas. Os níveis de potássio no corpo são regulados principalmente pelo sistema renal. Os rins realizam 90% da excreção de potássio, sendo que os 10% restantes são excretados pelo sistema gastrointestinal[4].

O nível sérico normal de potássio varia de 3,5 a 5,0 mEq/L. Mudanças nesses níveis podem afetar a função da membrana excitável em todos os músculos e células nervosas. Quando existe o aumento crítico superior a 6,5 mEq/L, que ocorre com maior frequência em pacientes com insuficiência renal aguda, podem ser desencadeadas arritmias ventriculares complexas ou, até mesmo, parada cardíaca[4]. Os distúrbios de potássio constituem a hiperpotassemia e a hipopotassemia, que serão discutidos a seguir.

### ◆ Hiperpotassemia

É caracterizada por concentração sérica de potássio acima de 5,0 mEq/L em indivíduos adultos[5].

A hiperpotassemia, também denominada hipercalemia, desestabiliza a condução miocárdica ao diminuir o potencial de membrana em repouso, levando ao aumento da despolarização cardíaca, excitabilidade miocárdica, instabilidade cardíaca e arritmias, que podem progredir para fibrilação ventricular e assistolia[6].

Na presença de hiperpotassemia existe um maior prejuízo para as células excitáveis, como as células miocárdicas e neuromusculares; assim, o paciente pode evoluir com paralisia respiratória e subsequente com parada respiratória, parestesias e alterações do ciclo cardíaco[7].

A hiperpotassemia é o distúrbio eletrolítico de maior potencial letal, afetando até 10% dos indivíduos hospitalizados e, se não tratada, pode causar arritmias cardíacas graves, parada cardíaca e/ou morte[8].

É comum na prática clínica, especialmente entre indivíduos com doença renal crônica, diabetes mellitus, insuficiência cardíaca[9], doenças críticas, como sepse, choque e insuficiência de múltiplos órgãos[8] e na vigência do uso de e certos medicamentos, como inibidores da enzima de conversão renina angiotensina aldosterona[10].

As anormalidades do ECG têm o potencial de refletirem a taxa de aumento do potássio sérico e se um determinado nível apresenta ou não o risco de parada cardíaca[8]. Além disso, existem limitações impostas por achados eletrocardiográficos inespecíficos ou mesmo ausentes em níveis de potássio sérico, que estão associados

Alterações Eletrocardiográficas nos Distúrbios Eletrolíticos

a um aumento do risco de mortalidade. Por esse motivo, o contexto clínico em que o distúrbio do eletrólito se desenvolve é pelo menos tão importante quanto o grau de hiperpotassemia para determinar o desfecho do indivíduo[10].

A hiperpotassemia pode desenvolver-se de forma gradual ou abrupta. O potássio sérico pode estar discretamente ou severamente elevado. O que constitui a gravidade da hiperpotassemia não foi definido de forma consistente na literatura, de modo que a determinação de instituição de terapia de emergência é amplamente baseada no julgamento clínico e na apresentação eletrofisiológica do paciente[11]. Ainda assim, alguns autores determinam que o manejo urgente é necessário para pacientes com níveis de potássio de 6,5 mEq/L ou mais, se as manifestações de hiperpotassemia no ECG estiverem presentes, independentemente dos níveis de potássio, ou se ocorrerem sintomas musculares graves[12,13].

Não existe uma definição comum e padronizada para classificar a gravidade da hiperpotassemia. Ainda assim, alguns autores advogam que hiperpotassemia leve inclui níveis de potássio de 5,5 a 6,5 mEq/L, hiperpotassemia moderada inclui níveis de potássio de 6,5 a 7,5 mEq/L e hiperpotassemia grave inclui níveis de potássio ≥ 7,5 mEq/L[4].

Como dito antes, os desdobramentos mais graves da hiperpotassemia são as arritmias cardíacas. Em geral, uma série de alterações eletrocardiográficas precedem essas arritmias, podendo presumir seu diagnóstico antes mesmo da evidência laboratorial e, por esta razão, em termos de significância clínica, o tipo de alteração no ECG é um preditor de resultado mais importante do que o nível real de potássio[8]. A rápida identificação deste distúrbio eletrolítico por meio das modificações eletrocardiográficas permite o tratamento precoce e consequente redução da mortalidade[14].

Do ponto de vista fisiológico, com o aumento da concentração extracelular de potássio a permeabilidade transmembrana é aumentada, o que provoca um influxo deste elemento nas células. Ocorre alteração do gradiente de potencial transmembrana, diminuição da magnitude do potencial de repouso e diminuição da velocidade da fase 0 do potencial de ação. O influxo de potássio acarreta encurtamento do potencial de ação e resulta em atraso na condução entre os miócitos. Em última análise, estas mudanças produzem uma desaceleração da condução[15].

## Interpretação da arritmia no eletrocardiograma

Estudos têm mostrado que o reconhecimento de indivíduos com hiperpotassemia grave é um desafio e, como resultado, o início da terapia apropriada para este distúrbio é frequentemente atrasado. Uma compreensão completa do papel do ECG na identificação de pacientes que requerem intervenção imediata pode salvar vidas, uma vez que a urgência e o tipo de tratamento dependem em grande parte do tipo de alterações associadas ao traçado eletrocardiográfico. Por este motivo, o ECG constitui a primeira etapa de avaliação de um indivíduo com hiperpotassemia[8].

As alterações eletrocardiográficas que caracterizam a hiperpotassemia ocorrem sequencialmente: onda T de grande amplitude, simétrica e de base estreita; redução do intervalo QT; distúrbio de condução intraventricular (QRS alargado); e diminuição da amplitude da onda P até seu desaparecimento, com presença de condução sinoventricular[16].

O espectro de alterações eletrocardiográficas observadas nesse distúrbio eletrolítico é conhecido por progredir gradualmente com o aumento dos níveis séricos de potássio. Conforme a análise laboratorial, pode se considerar que a partir do nível sérico de potássio de 6 mEq/L acontece o aumento de amplitude da onda T; acima de 7 mEq/L é observado o alargamento do QRS; e acima de 8 mEq acontece a diminuição da amplitude da onda P. Ao atingir valores ainda mais elevados pode se observar supradesnivelamento do seguimento ST, bradiarritmias ou fibrilação ventricular[15]. A Figura 11.1 mostra as fases evolutivas da hiperpotassemia e seus respectivos traçados eletrocardiográficos.

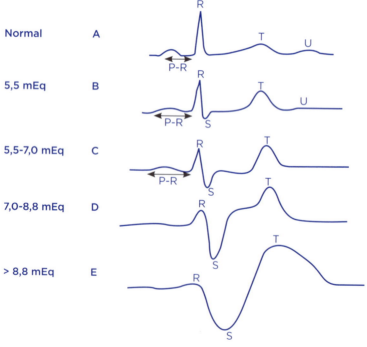

**Figura 11.1.** Fases evolutivas da hiperpotassemia: A) Traçado normal; B) Onda T apiculada K⁺ = 5,5 mEq/L; C) Aumento da duração do QRS e onda T pontiaguda em tenda K⁺ = 7mEq/L; D) e E) Grandes deformações do complexo QRS e onda T, K⁺ = superior 8,8 mEq/L.
Fonte: Adaptada de Ramires JAF; Oliveira AS. Ed. Tranchesi. Eletrocardiograma Normal e Patológico, 2001.

Contudo, é preciso esclarecer que, embora as alterações progressivas do ECG descritas sejam clássicas na hiperpotassemia, estas modificações nem sempre ocorrem[15].

A seguir, discutiremos cada alteração no ECG que caracteriza a hiperpotassemia.

## Aumento da amplitude da onda T

O aumento da amplitude da onda T correlaciona-se com níveis séricos entre 5,5 e 6,5 mEq/L[4]. Esta alteração ocorre como resultado da aceleração da fase terminal da repolarização, e é vista mais frequentemente nas derivações precordiais[15].

Constitui a manifestação eletrocardiográfica mais precoce na hiperpotassemia e revela-se pontiaguda, com base estreita (inferior a 0,20 segundos), com aspecto de tenda e alteração difusa[15]. Esse último aspecto constitui o principal ponto de diferenciação da onda T apiculada por hiperpotassemia e a causada por isquemia, uma vez que a onda T secundária ao comprometimento isquêmico exibe alteração apenas na parede acometida pela artéria culpada[17].

Na ausência de outros sinais mais graves, a onda T apiculada raramente é a manifestação de uma condição com risco de vida. Em casos clinicamente mais graves, as ondas T tendem a se alargar e se fundir com complexos QRS alargados, assumindo a aparência de "onda senoidal" – exatamente o oposto da tendência da onda T[8].

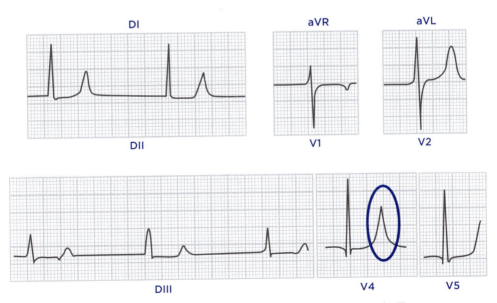

**Figura 11.2.** Hiperpotassemia. Aumento da amplitude da onda T.
Fonte: Adaptada de Ramires JAF; Oliveira AS. Ed. Tranchesi. Eletrocardiograma Normal e Patológico, 2001.

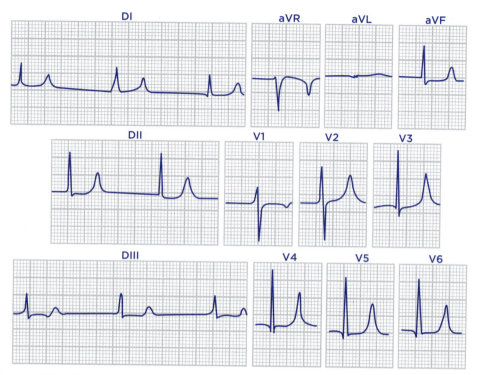

**Figura 11.3.** Hiperpotassemia. Ausência da atividade elétrica atrial mantendo constantes os intervalos RR. Ondas T pontiagudas.
Fonte: Adaptada de Sanches PC, Moffa P. Eletrocardiograma – uma abordagem prática. Editora Roca.

## Redução do intervalo QT

As alterações iniciais são limitadas a ondas T de pico e encurtamento do intervalo QT, que subsequentemente progridem para intervalos QRS/QT prolongados e, finalmente, parada sinusal, bradicardia sinusal e assistolia[18].

O potencial de membrana em repouso (RMP) depende principalmente do potencial eletroquímico gerado pelo gradiente de concentração de potássio por meio da membrana celular. A hiperpotassemia faz com que o RMP se torne menos negativo devido à diminuição da concentração transmembrana de potássio, que culmina no aumento da velocidade da repolarização da fase 3. Este fenômeno inicialmente causa encurtamento da duração do potencial de ação, que resulta além do encurtamento do intervalo QT, na depressão do segmento ST-T e ondas T apiculadas[18].

## Alargamento do complexo QRS

A hiperpotassemia grave, semelhante ao bloqueio do canal de sódio cardíaco, resulta na diminuição do influxo de sódio nos miócitos. No nível celular, gera uma velocidade ascendente reduzida da fase 0 do potencial de ação cardíaco, que é refletida por complexos QRS alargados no ECG. O bloqueio do canal de sódio transmembrana, por sua vez, suprime a liberação de cálcio do retículo sarcoplasmático e pode, portanto, inibir a ação do complexo da tropomiosina[15].

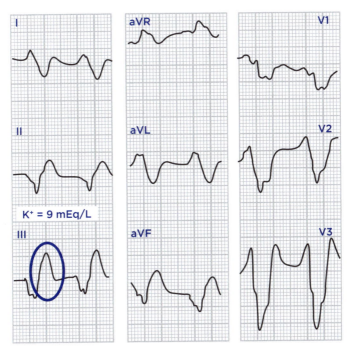

**Figura 11.4.** Alargamento do complexo QRS.
Fonte: Adaptada de Ramires JAF; Oliveira AS. Ed. Tranchesi. Eletrocardiograma Normal e Patológico, 2001.

Em indivíduos gravemente enfermos, portanto, um alargamento agudo do complexo QRS, especialmente quando associado a uma mudança significativa no eixo QRS e/ou ausência de ondas P, deve sempre levantar a suspeita clínica de hiperpotassemia grave e potencialmente fatal, e o risco de subsequente atividade elétrica sem pulso. O padrão final de alargamento de QRS, acompanhado por anormalidade de repolarização, é o aparecimento de onda senoidal quando complexos QRS muito largos se fundem com a onda T. Esse padrão de onda senoidal geralmente precede a fibrilação ventricular e a assistolia[8].

## Desaparecimento da onda P

O achatamento da onda P, o aumento do segmento PR e até o desaparecimento da P podem preceder o alargamento do QRS. Estas alterações geralmente ocorrem quando os níveis de potássio excedem 6,5 mEq/L[15]. Estas manifestações eletrocardiográficas ocorrem porque, na vigência de níveis mais elevados de potássio sérico, a condução cardíaca entre os miócitos é suprimida[19].

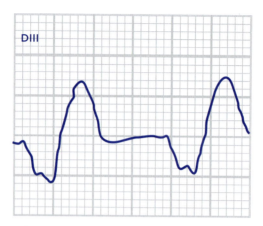

**Figura 11.5.** Desaparecimento da onda P.
Fonte: Adaptada de Ramires JAF; Oliveira AS. Ed. Tranchesi. Eletrocardiograma Normal e Patológico, 2001.

Valores séricos mais expressivos de potássio podem causar supressão da condução sinoatrial, resultando em um bloqueio, frequentemente com batimentos de escape. Podem ocorrer bloqueios intraventriculares com bloqueios fasciculares e de ramo[15]. Esta alteração é atribuída ao aumento da sensibilidade dos miócitos atriais aos níveis elevados de potássio[19].

A hiperpotassemia pode exibir supradesnivelamento do segmento ST e deflagrar bradicardias e fibrilação ventricular[18]. Estas condições, bem como achados eletrocardiográficos da hiperpotassemia em indivíduos com marca-passos ou desfibriladores implantáveis serão abordados ainda neste capítulo.

## Supradesnivelamento do segmento ST

O ECG de pacientes com hiperpotassemia grave ocasionalmente simula infarto agudo do miocárdio com elevação do segmento ST. A elevação do segmento ST é mais frequentemente observada nas derivações torácicas anteriores, principalmente nas derivações V1 e V2[8]. Este padrão é reiteradamente associado à hiperpotassemia significante (> 7 mEq/L)[15]. O supradesnivelamento do segmento ST, especialmente quando acompanhado de alargamento do QRS, eixo QRS anormal e hipotensão ou choque graves, deve levantar imediatamente a suspeita clínica de hipercalemia grave. A causa exata da elevação do segmento ST é incerta, mas é de interesse que a isquemia miocárdica aguda grave pode resultar em dano à membrana, causando uma elevação local dos níveis de potássio nos tecidos[8].

## Bradiarritmias

A hiperpotassemia grave pode se manifestar com bradicardia sinusal exacerbada ou parada sinusal, com bloqueio atrioventricular de segundo ou terceiro grau, com perda da pré-excitação ventricular em indivíduos com síndrome de Wolff-Parkinson-White e em portadores de marca-passos cardíacos com perda de captura do dispositivo[8].

## Fibrilação ventricular ou parada cardiorrespiratória

A fibrilação ventricular constitui a arritmia potencialmente fatal da hiperpotassemia. Conforme discutido anteriormente, o padrão final de alargamento de QRS acompanhado por anormalidade de repolarização é o aparecimento de onda senoidal, que geralmente precede este ritmo cardíaco bem como a assistolia, sendo esta última atribuída ao bloqueio completo da condução ventricular[8].

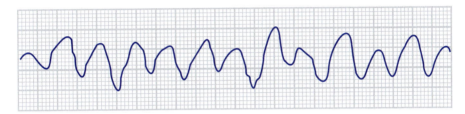

**Figura 11.6.** Fibrilação ventricular.
Fonte: Adaptada de <http://www.lookfordiagnosis.com>.

## Alterações eletrocardiográficas da hiperpotassemia em pacientes com marca-passos ou desfibriladores implantáveis

Em indivíduos com marca-passos ou desfibriladores cardioversores implantáveis, as anormalidades incluem alargamento do QRS e aumento do limiar do dispositivo, o que pode levar à falha na captura, ondas T superdetectadas ou espontâneas e choques inadequados[20].

## Manifestações clínicas do paciente com hiperpotassemia

Indivíduos com hiperpotassemia podem ser completamente assintomáticos ou podem apresentar queixas cardíacas, musculares ou gastrointestinais[21].

A hiperpotassemia pode se manifestar clinicamente por fraqueza muscular, parestesias e fasciculações musculares nos braços e pernas, essas podem ser sinais precoces desse distúrbio eletrolítico. Nestes casos, normalmente, a fraqueza muscular é ascendente, começando nas pernas e progredindo para o tronco, às vezes se assemelhando à síndrome de Guillain-Barré[20]. Outros achados do exame físico incluem bradicardia e/ou ritmo cardíaco irregular com contrações ventriculares prematuras frequentes[21].

A apresentação clínica, que inclui hipotensão, choque, fraqueza profunda, paralisia e parada cardíaca, pode ser facilmente confundida com simples piora da doença de base. Nestas condições, o ECG pode fornecer fortes indícios da contribuição da hiperpotassemia extrema[8].

## Tratamento da hiperpotassemia

Podem ser empregados gluconato de cálcio e agentes de deslocamento de potássio, como insulina regular, salbutamol e resina de troca iônica (poliestirenossulfonato de cálcio) para estabilização da membrana. No entanto, apenas a diálise e o uso de diuréticos de alça removem o potássio do corpo. A reavaliação frequente das concentrações de potássio é recomendada para avaliar o sucesso do tratamento e monitorar a recorrência da hiperpotassemia[19].

## ◆ Hipopotassemia

A hipopotassemia é definida como um nível de potássio < 3,5 mEq/L. Considera-se hipopotassemia leve de 3 a 3,5 mEq/L, moderada um nível de potássio < 3,0 mEq/L e grave um nível de potássio < 2,5 mEq/L[22].

O nível de potássio sérico é vital para regular a despolarização e repolarização do miocárdio, e a hipocalemia pode alterar o potencial de ação cardíaca e resultar em anormalidades da condução cardíaca[22].

A complicação mais séria da hipopotassemia é a arritmia cardíaca, que varia desde alterações eletrocardiográficas inocentes até arritmias potencialmente fatais com risco de parada cardíaca[23]. A hipopotassemia é o resultado de perdas renais e gastrointestinais, deslocamento do íon do meio extracelular para o intracelular ou ingestão inadequada de potássio. A diarréia e a terapia diurética são responsáveis pela maioria dos casos de depleção de potássio sérico na clínica[22]. Também pode acompanhar outras anormalidades metabólicas, como hipomagnesemia[15]. A hipopotassemia ocorre em menos de 1% dos indivíduos saudáveis, mas está presente em até 20% entre os hospitalizados, 40% entre os que tomam diuréticos e 17% dos portadores de doenças cardiovasculares[12].

Um ECG é recomendado para todos os indivíduos com hipopotassemia.

## Interpretação da arritmia no eletrocardiograma

As alterações eletrocardiográficas da hipopotassemia podem incluir diminuição da amplitude da onda T, depressão do segmento ST, inversão da onda T, aumento do intervalo PR e da amplitude da onda P, incremento do intervalo QTU e aumento da amplitude da onda U[16].

Os achados do ECG nessa condição são resultantes da elevação do potencial de membrana em repouso e de um prolongamento do potencial de ação, particularmente repolarização de fase 3 e períodos refratários secundários aos níveis de potássio reduzidos[15]. A seguir, analisaremos cada um desses achados.

## Alterações da onda T e segmento ST

A primeira alteração no ECG associada à hipopotassemia é uma diminuição na amplitude da onda T. À medida que os níveis de potássio diminuem, a depressão do segmento ST e as inversões da onda T podem ser vistas. Estas alterações correlacionam-se geralmente quando os níveis de potássio estão abaixo de 2,7 mEq/L[22].

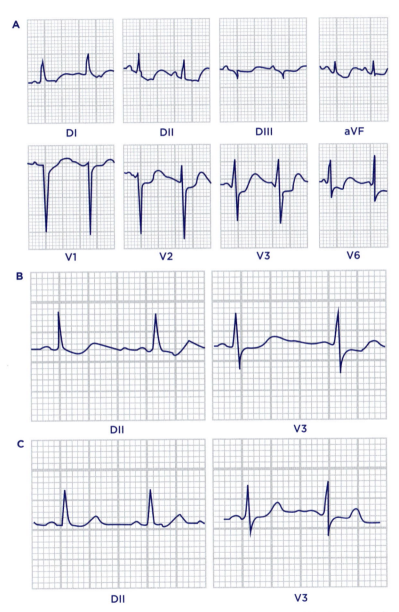

**Figura 11.7.** A) Paciente do sexo feminino, 45 anos com K⁺ = 1,6 mEq/L. Notar a presença de onda P pontiaguda, amplitude de QRS aumentada, depressão do ponto J, alteração de ST e T e proeminente onda U. Estas alterações regridem de maneira evidente nos períodos assinalados em B e C.
Fonte: Adaptada de <http://www.lookfordiagnosis.com>.

## Intervalo PR prolongado e aumento da amplitude da onda P

O intervalo PR pode ser prolongado e pode ocorrer um aumento na amplitude da onda P. Estas alterações costumam exibir caráter transitório[15].

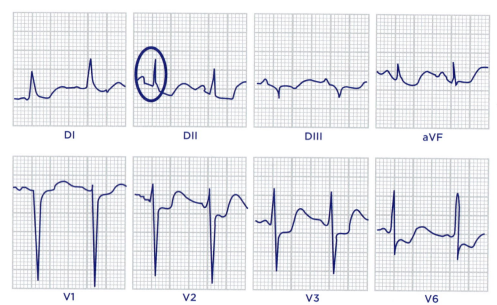

**Figura 11.8.** Alterações da onda P.
Fonte: Adaptada de Ramires JAF; Oliveira AS. Ed. Tranchesi. Eletrocardiograma Normal e Patológico, 2001.

## Intervalo QTU aumentado

Como resultado do aumento da duração do potencial de ação e do período refratário, os indivíduos com hipopotassemia apresentam risco aumentado de cursarem com o prolongamento do QT, ou mais corretamente intervalo QTU, podendo precipitar a *torsades de pointes* ou taquicardia ventricular[15].

## Aumento da amplitude da onda U

Com níveis de potássio sérico ainda mais baixos, a alteração clássica no ECG associada à hipopotassemia é o desenvolvimento de ondas U. A onda U é descrita como uma deflexão positiva após a onda T, que geralmente é mais bem observada nas derivações precordiais médias, como V2 e V3. Estas alterações foram relatadas em quase 80% dos indivíduos com níveis de potássio < 2,7 mEq/L[22].

Na hipopotassemia extrema, as ondas U gigantes podem frequentemente mascarar as ondas T anteriores ou posteriores às ondas P[22].

Alterações Eletrocardiográficas nos Distúrbios Eletrolíticos

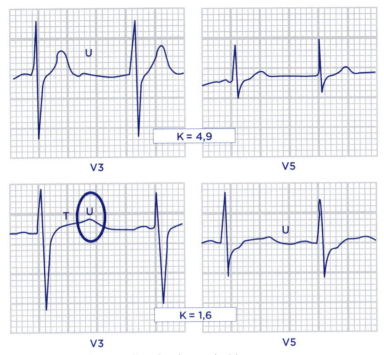

**Figura 11.9.** Aumento da amplitude da onda U.
Fonte: Adaptada de <http://www.lookfordiagnosis.com>.

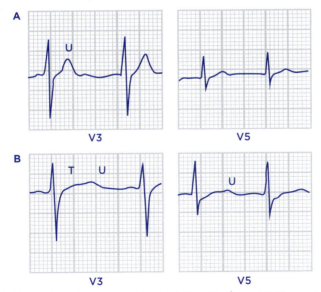

**Figura 11.10.** A) Fora de crise, com K+ de 4,9 mEq/L; e B) Em crise de paralisia com K+ de 1,7 mEq/L. O segmento ST está infradesnivelado e a onda T diminui de voltagem, aumentando nitidamente a amplitude e a duração da onda U, que se funde com a onda T.
Fonte: Acervo da autoria do capítulo.

Os achados eletrocardiográficos na hipopotassemia podem ser confundidos com isquemia miocárdica. Além disso, pode ser difícil diferenciar uma onda U de uma onda T com pico que está presente na hiperpotassemia. Para auxiliar na diferenciação, em indivíduos com níveis elevados de potássio, o pico da onda T geralmente tem uma base estreita e o QRS pode ou não ser alargado[15].

## Arritmias cardíacas

Uma variedade de arritmias pode estar associada à hipopotassemia, incluindo bradicardia sinusal, batimentos atriais e ventriculares prematuros, taquicardia paroxística atrial ou juncional, bloqueio atrioventricular e taquicardia ventricular ou fibrilação ventricular[24].

## Manifestações clínicas do paciente com hipopotassemia

Geralmente é assintomática. Quando presentes, os sintomas são mais comuns em idosos. A gravidade das manifestações clínicas da hipopotassemia tende a ser proporcional ao grau e duração da redução do potássio sérico. Os sintomas geralmente não se manifestam até que o potássio sérico esteja abaixo de 3 mEq/L, a menos que reduza rapidamente ou o indivíduo tenha um fator potencializador, como o uso de digitálicos que predispõem às arritmias. Os sintomas geralmente regridem com a correção do distúrbio[24].

Mais especificamente, poderíamos categorizar as manifestações de acordo com o sistema afetado. Os efeitos da hipopotassemia sobre a função renal podem ser acidose metabólica, rabdomiólise (em hipopotassemia grave) e, raramente, comprometimento do transporte tubular, doença túbulo intersticial crônica e formação de cistos. Quando o sistema nervoso é afetado, o indivíduo pode exibir cãibras nas pernas, fraqueza muscular, paresia ou paralisia ascendente. No trato gastrointestinal pode ocorrer vômitos, constipação, distensão abdominal ou paralisia intestinal. No sistema respiratório, nos casos de comprometimento eletrolítico grave, pode desencadear a insuficiência respiratória. Por último, mas não menos importante, pode ter efeitos prejudiciais no sistema cardiovascular com alterações eletrocardiográficas, arritmias cardíacas e insuficiência cardíaca[24].

## Tratamento da hipopotassemia

O tratamento da hipopotassemia se concentra na suplementação parenteral e oral de potássio, bem como na identificação e tratamento da fonte da anormalidade eletrolítica. Geralmente, a reposição oral é apropriada para indivíduos assintomáticos com hipopotassemia leve. A reposição intravenosa de potássio é indicada para aqueles com sintomas acentuados, anormalidades no ECG ou hipopotassemia moderada ou grave[12].

## Distúrbios do equilíbrio de cálcio

O corpo humano possui um reservatório quase inesgotável de cálcio armazenado no osso esquelético. De um total de 1 a 2 kg de cálcio corporal total no adulto, apenas 1 grama está presente no plasma, sendo que metade se encontra ligado principalmente à albumina. As concentrações extracelulares de cálcio são rigorosamente controladas por meio de um complexo mecanismo homeostático, mediado principalmente pelo hormônio da paratireoide e modulado por células efetoras nos rins, ossos e intestino. O cálcio é importante em uma série de mecanismos reguladores, contração do músculo esquelético, controle de reações enzimáticas e, finalmente, é o elemento chave na atividade elétrica do miócito e na contração do miocárdio[15]. A hipercalcemia e a hipocalcemia constituem os distúrbios de cálcio que serão analisados a seguir.

### ◆ Hipercalcemia

O diagnóstico de hipercalcemia requer a verificação do nível de albumina sérica para corrigir o cálcio total e ocorre quando os níveis séricos totais e corrigidos deste íon excedem 10,7 mg/dL[25].

A hipercalcemia é a característica principal do hiperparatireoidismo. É tipicamente crônica, leve e bem tolerada. O comprometimento grave, com níveis séricos acima de 14 mg/dl, pode ser precipitado por desidratação, perdas gastrointestinais, terapia diurética ou ingestão de grandes quantidades de sais de cálcio. Indivíduos com cânceres não paratireoides metastáticos costumam ser os mais afetados. A reabsorção óssea acelerada aumenta dramaticamente a carga de cálcio filtrado e a reabsorção renal de sódio fica prejudicada, culminando numa cascata de depleção de volume que exacerba a hipercalcemia[15].

A terapia para hipercalcemia geralmente é instituída com base nos sinais clínicos mais do que nos níveis séricos absolutos, embora a terapia empírica seja frequentemente iniciada em níveis de 14 mg/dL, mesmo em indivíduos assintomáticos. Na vigência de hipoalbuminemia, os níveis séricos de cálcio medidos podem mascarar elevações significativas no cálcio extracelular ionizado livre[15].

### Interpretação da arritmia no eletrocardiograma

O ECG nos casos de hipercalcemia apresenta encurtamento e eventual desaparecimento do segmento ST[16].

Essa alteração ocorre como resultado do encurtamento da fase 2 do potencial de ação deflagrado pelo aumento do cálcio[26].

O efeito da hipercalcemia no eletrocardiograma é o oposto da hipocalcemia, com a marca registrada de encurtamento anormal do intervalo QT. Os distúrbios de ritmo clinicamente significativos associados à hipercalcemia são raros, porque a elevação do cálcio extracelular geralmente não está associada às arritmias desencadeadas. Contudo, podem ocorrer anormalidades da condução cardíaca, sendo as bradiarritmias as mais comuns[15].

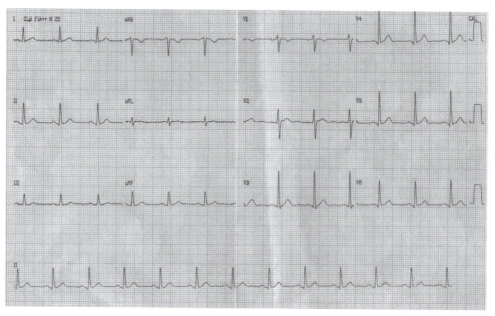

**Figura 11.11.** Hipercalcemia (Ca++ = 15,6 mg/dL): QT diminuído por encurtamento do segmento ST.
Fonte: Pastore CA, Grupi CJ, Moffa PJ. Eletrocardiologia Atual – Curso do Serviço de Eletrocardiologia do InCor. 2.ed. São Paulo: Editora Atheneu, 2008. p. 84.

## Manifestações clínicas do paciente com hipercalcemia

Os sintomas ocorrem geralmente quando a concentração de cálcio sérico é maior que 12 mg/dL, e tendem a ser mais severos quando a hipercalcemia se instala agudamente. Podem ser relativamente vagos, incluindo fadiga, letargia, fraqueza motora, anorexia, náusea, constipação e dor abdominal[15].

Pacientes que apresentam hipercalcemia associada ao uso endovenoso de cálcio podem desencadear arritmias cardíacas como pausa sinusal, bloqueio sinoatrial, extrassístoles ventriculares e taquicardia ventricular não sustentada[27].

# Tratamento da hipercalcemia

Os pilares do tratamento são a reposição do volume intravenoso e o uso de agentes bifosfonatos que inibem a reabsorção óssea osteoclástica. O uso de diuréticos de alça para promover a calciurese é frequentemente recomendado, mas é incerto em indivíduos hipovolêmicos. A diálise pode ser necessária em casos graves[15]. Após a estabilização, iniciar a investigação etiológica se a causa do distúrbio for desconhecida, para que se possa direcionar o manejo específico[28].

## ◆ Hipocalcemia

A hipocalcemia ocorre quando os níveis de cálcio total sérico corrigidos são menores que 8,8 mg/dL[29].

A hipocalcemia é classicamente observada na deficiência funcional do hormônio da paratireoide, seja como deficiência hormonal absoluta (hipoparatireoidismo primário), pós-paratireoidectomia ou relacionada a uma síndrome de pseudo hipoparatireoide. Outras causas incluem deficiência de vitamina D, distúrbios congênitos do metabolismo do cálcio, insuficiência renal crônica, pancreatite aguda, rabdomiólise e sepse. É comumente vista em indivíduos criticamente enfermos, com uma incidência relatada de até 50%. Além disso, esse distúrbio eletrolítico costuma estar associado à hipomagnesemia. A irritabilidade neuromuscular é a característica cardinal da hipocalcemia, sendo o sinal de Trousseau o indício físico clássico que pode progredir para tetania franca, laringoespasmo ou atividade convulsiva tônico clônica[15].

## Interpretação da arritmia no eletrocardiograma

Em oposição à hipercalcemia, a principal manifestação eletrocardiográfica da hipocalcemia é o aumento do intervalo QT. Esse distúrbio eletrolítico prolonga a fase 2 do potencial de ação com o impacto modulado pela taxa de alteração da concentração de cálcio sérico e função dos canais de cálcio do miócito. O prolongamento do intervalo QT está associado a pós-repolarizações precoces e arritmias. *Torsades de pointes* pode ser precipitada por hipocalcemia, mas é muito menos comum se comparado à hipopotassemia ou hipomagnesemia[15].

Enquanto as anormalidades da condução eletrocardiográfica são comuns, as arritmias graves induzidas, como bloqueio cardíaco e ritmos ventriculares, são raras. O desenvolvimento de arritmias é frequentemente relacionado a outras comorbidades, como doença cardíaca estrutural, isquemia ou em associação com terapia medicamentosa (p. ex., digitálicos, catecolaminas)[15].

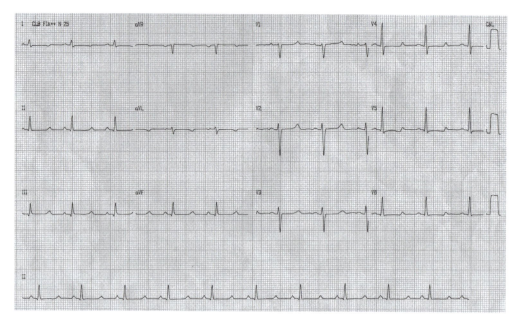

**Figura 11.12.** Hipocalcemia: QT prolongado (520 ms) devido ao aumento do segmento ST.

Fonte: Pastore CA, Grupi CJ, Moffa PJ. Eletrocardiologia Atual – Curso do Serviço de Eletrocardiologia do InCor. 2.ed. São Paulo: Editora Atheneu, 2008.

## Manifestações clínicas do paciente com hipocalcemia

As manifestações dependem da rapidez da instalação e dos níveis de cálcio propriamente ditos. Geralmente, não aparecem manifestações clínicas até um cálcio sérico total de 7 a 7,5 mg/dL. Nos casos agudos, o quadro clínico está relacionado ao aumento da excitabilidade neuromuscular como espasmos, parestesias perioral e periférica, tetania, mialgias, câibras e disfagia; psiquiátricos como ansiedade, depressão, nervosismo, irritabilidade, psicose e demência e cardíacos com hipotensão, diminuição da contratilidade cardíaca, bradicardia e assistolia[30].

## Tratamento da hipocalcemia

As indicações para o tratamento da hipocalcemia são para os pacientes sintomáticos e/ou com concentração de cálcio sérico total menor de 7,5 mg/dL. Havendo hiperfosfatemia, é necessário corrigi-la primeiro por haver risco de precipitação[31].

Sintomas graves e arritmias com risco de vida exigem tratamento imediato com sais de cálcio parenterais. Além disso, as anormalidades eletrolíticas associadas, incluindo hipomagnesemia, anormalidades de fosfato e acidemia podem exigir correção. Suplementação de vitamina D e cálcio oral também podem ser administrados[15].

## Distúrbios do equilíbrio de magnésio

O magnésio é o segundo cátion intracelular mais abundante depois do potássio e desempenha um papel importante em muitas funções celulares. É um elemento essencial que regula a estabilidade da membrana e tem ação neuromuscular, funções cardiovasculares, imunológicas e hormonais. É importante na manutenção do equilíbrio iônico celular com a modulação do sódio, potássio e cálcio[32]. Como um eletrólito intracelular chave, está envolvido também na eletrofisiologia cardíaca mediante a regulação do fluxo de cálcio e potássio por meio dos cardiomiócitos, atuando como agente importante na prevenção de arritmias cardíacas[33].

O adulto médio contém cerca de 24 g de magnésio, com apenas 1% encontrado no espaço extracelular. A ingestão alimentar adequada é necessária para manter seus níveis normais[15].

Em circunstâncias normais, a deficiência de magnésio é difícil de ocorrer, porque é abundante em vegetais de folhas verdes, cereais, nozes, legumes e água potável, exceto em circunstâncias especiais, como ingestão deficiente, alcoolismo, diabetes, má absorção, doença de Crohn, colite ulcerativa, doença celíaca, síndrome do intestino curto, hiperaldosteronismo, hiperparatireoidismo, hipertireoidismo, indivíduos com doença renal em estágio terminal em hemodiálise crônica, naqueles tratados cronicamente com inibidores da bomba de prótons e portadores de hipertensão tratados com diuréticos[32]. O uso de antidepressivos associados à antiarrítmicos[34], bem como alguns quimioterápicos também podem ser gatilho para perda excessiva de magnésio[35]. O magnésio demonstrou ser eficaz no tratamento das taquidiarritmias atriais[15].

Os distúrbios de magnésio constituem a hipermagnesemia e a hipomagnesemia, que serão discutidos em seguida.

### ◆ Hipermagnesemia

A hipermagnesemia é um distúrbio eletrolítico incomum. É definida por um nível sérico de magnésio superior a 2,6 mg/dL. O excesso de magnésio é quase sempre o resultado de hemólise, de excreção renal diminuída (doença renal aguda ou crônica) ou do aumento da ingestão (uso de laxantes e antiácidos que contêm magnésio ou ingestão oral excessiva, principalmente em pacientes em hemodiálise)[36].

É observada principalmente em indivíduos com insuficiência renal que ingerem grandes quantidades de sais de magnésio e geralmente é bem tolerada. A forma sintomática é mais frequentemente de origem iatrogênica e está associada a erros na dosagem intravenosa[15].

## Interpretação da arritmia no eletrocardiograma

O ECG dificilmente mostra-se alterado nesse distúrbio eletrolítico. Contudo, os achados eletrocardiográficos podem incluir bradicardia sinusal, prolongamento do intervalo PR, ausência de onda P, QRS alargado, intervalo QT prolongado e bloqueio atrioventricular, que usualmente são associados à concentração sérica de magnésio maior que 7 mg/dL[37,38]. Traçados sugestivos de hipermagnesemia podem ser encontrados em recém-nascidos de mulheres que tiveram eclâmpsia e foram medicadas com sulfato de magnésio endovenoso[39].

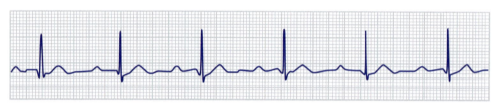

PR prolongado em hipermagnesemia

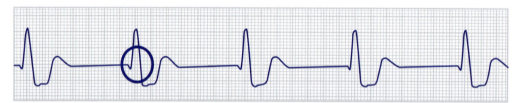

QRS ancho em hipermagnesemia

**Figura 11.13.** Hipermagnesemia. Prolongamento do intervalo PR e QRS alargado.
Fonte: Disponível em: <https://www.rccc.eu/scores/EKG-Mg.html>.

## Manifestações clínicas do paciente com hipermagnesemia

Dentre as manifestações clínicas encontra-se fraqueza muscular, hipotensão, náusea, bradicardia, sonolência, rebaixamento ou confusão mental. Os sintomas graves incluem depressão do sistema nervoso central, arreflexia, insuficiência respiratória por paralisia de músculos respiratórios e, raramente, parada cardíaca[15].

## Tratamento da hipermagnesemia

O tratamento da hipermagnesemia é primariamente direcionado para a remoção da fonte de magnésio, e secundariamente para o aumento da remoção, se a concentração sérica encontrada colocar em risco a vida. A infusão endovenosa de cálcio irá produzir uma redução do magnésio sérico rápida, porém de curta duração, com melhora das condições clínicas do paciente. Concentrações séricas elevadas de magnésio na presença de insuficiência renal podem requerer hemodiálise. Na insuficiência respiratória severa e distúrbios de condução do coração, o tratamento também deve contemplar o suporte ventilatório e a administração de glicose com insulina para produzir o influxo de magnésio para dentro das células[37].

## ◆ Hipomagnesemia

A hipomagnesemia é o distúrbio clinicamente mais comum da homeostase do magnésio, e é causada por ingestão diminuída, perdas aumentadas ou distribuição intracelular-extracelular alterada. É definida quando os níveis séricos de magnésio se tornam inferiores a 1,6 mg/dL. Ao contrário de outros distúrbios eletrolíticos, não há síndrome clássica e a medição dos níveis séricos não se correlaciona bem com as manifestações clínicas[15].

Tem como principais etiologias o aumento na perda gastrointestinal e renal, uma dieta pobre em magnésio e o uso de medicamentos como diuréticos tiazídicos. Comum em alcoolistas que se apresentam com *delirium tremens,* pode ocorrer também em diabéticos, secundários à glicosúria e diurese osmótica. Está geralmente associada à hipopotassemia e hipocalcemia, motivo pelo qual as alterações podem se fundir[35].

Vários estudos observacionais e clínicos mostraram que o magnésio está envolvido em muitos processos fisiológicos, bioquímicos e celulares essenciais que regulam a função cardiovascular. Assim, a deficiência significativa de magnésio é um problema sério, porque pode aumentar o início da hipertensão, piorar a hipertensão preexistente, aumentar a incidência de doença arterial coronariana, insuficiência cardíaca e causar arritmias graves e morte[40].

### Interpretação da arritmia no eletrocardiograma

No tocante às arritmias, a hipomagnesemia também demonstrou contribuir tanto para o seu aparecimento quanto para a sua manutenção. As arritmias supraventriculares na hipomagnesemia comumente incluem taquicardia e contrações atriais prematuras. As arritmias ventriculares observadas em indivíduos com taxas reduzidas de magnésio geralmente estão associadas a intervalos QT prolongados. No nível celular, a hipomagnesemia relaciona-se com duração do potencial de ação prolongado[32].

A alteração mais frequente é o alargamento isolado do QT, condição de alto risco, dada a elevada associação com taquicardia ventricular polimórfica, como *torsades de pointes* (Figura 11.14 a seguir)[41]:

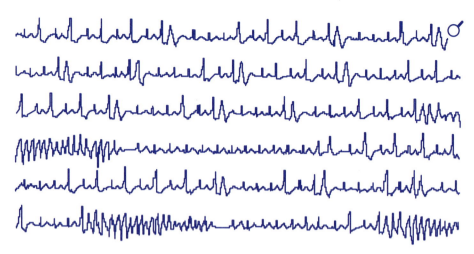

**Figura 11.14.** *Torsades de pointes* intermitente.
Fonte: Matsuura C, Kato T, Koyama K. Successful Management of Refractory Torsades De Pointes Due to Drug-Induced Long QT Syndrome Guided by Point-of-Care Monitoring of Ionized Magnesium. Cureus. 2021 Mar 17;13(3):e13939. doi: 10.7759/cureus.13939. PMID: 33880279; PMCID: PMC8051539.

Acredita-se que o possível mecanismo de prolongamento do QT em indivíduos com hipomagnesemia seja causado, pelo menos em parte, pelo efeito da hipopotassemia ou outros distúrbios eletrolíticos. Além disso, a redução dos íons magnésio bloqueia o fluxo interno de potássio, o que também prolonga potencialmente o QT[35]. A duração da onda P foi significativamente prolongada na vigência de hipomagnesemia. O aumento da duração da onda P refletiu a condução lenta ou descoordenada nos átrios. O mecanismo ainda não está claro, mas pode ser um efeito direto do baixo nível de magnésio sérico ou indireto pela inibição dos canais de potássio que resulta em um bloqueio da corrente interna de potássio na fase 3 do potencial de ação, considerado como prolongamento do período refratário efetivo[35].

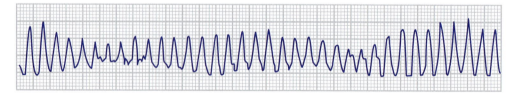

**Figura 11.15.** *Torsades de pointes.*

## Manifestações clínicas do paciente com hipomagnesemia

A sintomatologia da hipomagnesemia está associada ao sistema nervoso central com convulsões e alterações do estado mental; efeitos cardiovasculares com arrit-

Alterações Eletrocardiográficas nos Distúrbios Eletrolíticos

mias e vasoespasmo; efeitos endócrinos com hipocalemia e hipocalcemia; e efeitos musculares com broncoespasmo e fraqueza muscular[15,36].

## Tratamento da hipomagnesemia

A deficiência de magnésio deve ser solucionada com sua reposição, e a via de reposição depende da gravidade do distúrbio. Em pacientes sintomáticos como aqueles com arritmias, tetania e convulsões, sobretudo em hemodinamicamente instáveis, a reposição deve ser endovenosa. Em caso de hipomagnesemia assintomática grave com níveis de magnésio menores que 1,4 mg/dL, também pode ser feita a reposição por via endovenosa[35].

De forma relevante, o magnésio sérico baixo é considerado um fator de risco para taquicardia/fibrilação ventricular e morte súbita cardíaca. Além disso, a administração de magnésio tem sido o tratamento de primeira linha para *torsades de pointes*[35].

## Referências bibliográficas

1. Olshansky B, Bhattacharya SK. Electrolytes and the ECG intervals: Big data and little insight. J Am Coll Cardiol. 2019;73(24):3132-3134. doi: 10.1016/j.jacc.2019.04.027. PMID: 31221262.
2. Shaikh AJ, Bawany SA, Masood N, Khan AA, Abbasi AN, Niamutullah SN, et al. Incidence and impact of baseline electrolyte abnormalities in patients admitted with chemotherapy induced febrile neutropenia. J Cancer. 2011;2:62-6. doi: 10.7150/jca.2.62.
3. El-Sherif N, Turitto G. Electrolyte disorders and arrhythmogenesis. Cardiol J. 2011;18(3):233-45. PMID: 21660912.
4. Long B, Warix JR, Koyfman A. Controversies in management of hyperkalemia. J Emerg Med. 2018;55(2):192-205. doi: 10.1016/j.jemermed.2018.04.004.
5. Galloway CD, Valys AV, Shreibati JB, Treiman DL, Petterson FL, Gundotra VP, et al. Development and validation of a deep-learning model to screen for hyperkalemia from the electrocardiogram. JAMA Cardiol. 2019;4(5):428-436. doi: 10.1001/jamacardio.2019.0640.
6. Rossignol P, Legrand M, Kosiborod M, Hollenberg SM, Peacock WF, Emmett M, et al. Emergency management of severe hyperkalemia: Guideline for best practice and opportunities for the future. Pharmacol Res. 2016;113(1):585-591. doi: 10.1016/j.phrs.2016.09.039.
7. Dutra VF, Tallo FS, Rodrigues FT, Vendrame LS, Lopes RD, Lopes AC. Desequilíbrios hidroeletrolíticos na sala de emergência. São Paulo – SP, Rev Bras Clin Med. 2012;10(5):410-419.
8. Littmann L, Gibbs MA. Electrocardiographic manifestations of severe hyperkalemia. J Electrocardiol. 2018;51(5):814-817. doi: 10.1016/j.jelectrocard.2018.06.018.
9. Lazich I, Bakris GL. Prediction and management of hyperkalemia across the spectrum of chronic kidney disease. Semin Nephrol. 2014;34(3):333-9. doi: 10.1016/j.semnephrol.2014.04.008.
10. Montford JR, Linas S. How dangerous is hyperkalemia? J Am Soc Nephrol. 2017;28(11):3155-3165. doi: 10.1681/ASN.2016121344.
11. Sterns RH, Grieff M, Bernstein PL. Treatment of hyperkalemia: something old, something new. Kidney Int. 2016;89(3):546-54. doi: 10.1016/j.kint.2015.11.018.
12. Elliott TL, Braun M. Electrolytes: potassium disorders. FP Essent. 2017;459:21-28.
13. Rossignol P, Legrand M, Kosiborod M, Hollenberg SM, Peacock WF, Emmett M, et al. Emergency management of severe hyperkalemia: Guideline for best practice and opportunities for the future. Pharmacol Res. 2016;113(1):585-591. doi: 10.1016/j.phrs.2016.09.039.

14. Martinez G, Dias MA. Mecanismos das alterações eletrocardiográficas na hiperpotassemia. Arq Med Hosp Fac Cienc Med Santa Casa São Paulo. 2020;65:28.
15. Diercks DB, Shumaik GM, Harrigan RA, Brady WJ, Chan TC. Electrocardiographic manifestations: electrolyte abnormalities. J Emerg Med. 2004;27(2):153-60. doi: 10.1016/j.jemermed.2004.04.006.
16. Pastore CA, Pinho JA, Pinho C, Samesima N, Pereira Filho HG, Kruse JC, et al. III Diretrizes da Sociedade Brasileira de Cardiologia sobre análise e emissão de laudos eletrocardiográficos. Arq Bras Cardiol. 2016;106(4):1-23. Portuguese. doi: 10.5935/abc.20160054.
17. Santos ECL, Soeiro AM, Mastrocola F. Alterações da onda T. In: Santos ECL, Figuina FCR, Mastrocola F, organizators. Manual de eletrocardiografia – Cardiopapers. São Paulo: Atheneu; 2017, 235-7.
18. Hanumanthu BKJ, Chugh Y, Grushko M, Faillace RT. Hyperkalemia presenting as sinus bradycardia, junctional rhythm and atrial bigeminy. Cureus. 2019;11(12):e6439. doi: 10.7759/cureus.6439.
19. Lindner G, Burdmann EA, Clase CM, Hemmelgarn BR, Herzog CA, Małyszko J. Acute hyperkalemia in the emergency department: a summary from a kidney disease: Improving global outcomes conference. Eur J Emerg Med. 2020;27(5):329-337. doi: 10.1097/MEJ.0000000000000691.
20. Barold SS, Herweg B. The effect of hyperkalaemia on cardiac rhythm devices. Europace. 2014;16(4):467-76. doi: 10.1093/europace/eut383.
21. Medford-Davis L, Rafique Z. Derangements of potassium. Emerg Med Clin North Am. 2014;32(2):329-47. doi: 10.1016/j.emc.2013.12.005.
22. Wang X, Han D, Li G. Electrocardiographic manifestations in severe hypokalemia. J Int Med Res. 2020;48(1):300060518811058. doi: 10.1177/0300060518811058.
23. Abdulfattah O, Rahman EU, Alnafoosi Z, Schmidt F. Severe hypokalemia with cardiac arrest as an unusual manifestation of alcoholism. J Community Hosp Intern Med Perspect. 2018;8(5):285-291. doi: 10.1080/20009666.2018.1514943.
24. Chua CE, Choi E, Khoo EYH. ECG changes of severe hypokalemia. QJM. 2018;111(8):581-582.
25. Wang X, Han D, Li G. Electrocardiographic manifestations in severe hypokalemia. J Int Med Res. 2020;48(1):300060518811058. doi: 10.1177/0300060518811058.
26. Shrimanker I, Bhattarai S. Electrolytes. 2020a. In: StatPearls [Internet]. Treasure Island (FL), StatPearls Publishing. 2021. PMID: 31082167.
27. Muzurović E, Medenica S, Kalezić M, Pavlović S. Primary hyperparathyroidism associated with acquired long QT interval and ventricular tachycardia. Endocrinol Diabetes Metab Case Rep. 2021;2021:EDM210016. doi: 10.1530/EDM-21-0016.
28. Ariyan CE, Sosa JA. Assessment and management of patients with abnormal calcium. Crit Care Med. 2004;32(4):S146-S154.
29. Marshall JP, Flaxman A, Chiu WC, Farcy DA. Cuidados intensivos na medicina de emergência. São Paulo: McGraw Hill Education; 2012, 263-5.
30. Shrimanker I, Bhattarai S. Electrolytes. 2020a. In: StatPearls [Internet]. Treasure Island (FL), StatPearls Publishing. 2021.
31. Papadakis MA, McPhee SJ. Current: medical diagnosis & treatment. 52. ed. Stamford, Lange. 2013;881:1135-1144.
32. Vincent JL, Bredas P, Jankowski S, Kahn RJ. Correction of hypocalcaemia in the critically ill: what is the haemodynamic benefit? Intensive Care Med. 1995;21(10):838-41. doi: 10.1007/BF01700968.
33. Shimaoka T, Wang Y, Morishima M, Miyamoto S, Ono K. Magnesium deficiency causes transcriptional downregulation of kir2.1 and Kv4.2 Channels in Cardiomyocytes Resulting in QT Interval Prolongation. Circ J. 2020;84(8):1244-1253. doi: 10.1253/circj.CJ-20-0310.
34. Chrysant SG, Chrysant GS. Association of hypomagnesemia with cardiovascular diseases and hypertension. Int J Cardiol Hypertens. 2019;1:100005. doi: 10.1016/j.ijchy.2019.100005.
35. Danielsson B, Collin J, Nyman A, Bergendal A, Borg N, State M, et al. Drug use and torsades de pointes cardiac arrhythmias in Sweden: a nationwide register-based cohort study. BMJ Open. 2020;10(3):e034560. doi: 10.1136/bmjopen-2019-034560.
36. Yang Y, Chen C, Duan P, Thapaliya S, Gao L, Dong Y, et al. The ECG characteristics of patients with isolated hypomagnesemia. Front Physiol. 2021;11:617374. doi: 10.3389/fphys.2020.617374.

37. Cascella M, Vaqar S. Hypermagnesemia. In: StatPearls. Treasure Island (FL), StatPearls Publishing: 2021.
38. Nishikawa M, Shimada N, Kanzaki M, Ikegami T, Fukuoka T, Fukushima M, et al. The characteristics of patients with hypermagnesemia who underwent emergency hemodialysis. Acute Med Surg. 2018;5(3):222-229. doi: 10.1002/ams2.334.
39. Nishioka H. Missing P wave on electrocardiogram in hypermagnesemia. Circ J. 2020;84(9):1609. doi: 10.1253/circj.CJ-20-0460.
40. Évora PRB, Reis CL dos, Ferez MA, Conte DA, Garcia LV. Distúrbios do equilíbrio hidroeletrolítico e do equilíbrio acidobásico: uma revisão prática. Medicina. Ribeirão Preto. 2021;32(4):451-69. Disponível em: https://www.revistas.usp.br/rmrp/article/view/12717. Acesso em: 22 ago. 2021.
41. Chrysant SG, Chrysant GS. Association of hypomagnesemia with cardiovascular diseases and hypertension. Int J Cardiol Hypertens. 2019;1:100005. doi: 10.1016/j.ijchy.2019.100005.
42. Matsuura C, Kato T, Koyama K. Successful management of refractory torsades de pointes due to drug-induced long QT syndrome guided by point-of-care monitoring of ionized magnesium. Cureus. 2021;13(3):e13939. doi: 10.7759/cureus.13939.

# Análise do Eletrocardiograma nos Pacientes Portadores de Marca-Passo

Marianna Sobral Lacerda
Kátia Regina da Silva
Marcia Mitie Nagumo

O marca-passo (MP) cardíaco é um dispositivo eletrônico implantável que monitora constantemente o ritmo cardíaco e estimula o coração por meio de impulsos elétricos desde que a frequência cardíaca espontânea seja inferior à frequência programada. O implante de marca-passo cardíaco artificial permanente é o tratamento de eleição para as bradiarritmias secundárias ao bloqueio atrioventricular avançado, tendo importância comprovada no tratamento da doença do nó sinusal, podendo ainda, ser empregado como estratégia terapêutica das síndromes neuromediadas, como a síncope neurocardiogênica e a hipersensibilidade do seio carotídeo[1-6]. O emprego deste dispositivo promove a eliminação dos sintomas decorrentes da bradicardia e o aumento da sobrevivência dos pacientes[1-6].

O presente capítulo tem como objetivo principal apresentar conceitos essenciais para a análise e interpretação do eletrocardiograma (ECG) de portadores de marca-passo.

## Princípios gerais da estimulação cardíaca artificial

A estimulação artificial do coração é possível graças às propriedades eletrofisiológicas das células miocárdicas e à natureza sincicial do músculo cardíaco. Essas características permitem a propagação de um estímulo aplicado ao coração de maneira imediata, por condução muscular, promovendo a despolarização das células miocárdicas[3,6].

De modo geral, os marca-passos podem ser temporários ou definitivos. A estimulação cardíaca temporária tem participação no tratamento de distúrbios de ritmos transitórios e/ou em situações de bradiarritmias associadas à instabilidade hemodinâmica. As modalidades de estimulação temporária mais utilizadas em nosso meio são: a estimulação transcutânea, a estimulação epimiocárdica e a estimulação endocárdica transvenosa[4,7].

A utilização de marca-passos cardíacos totalmente implantáveis permite o tratamento a longo prazo dos distúrbios do ritmo cardíaco, assim como, o reestabelecimento do sincronismo atrioventricular. O estágio atual da estimulação cardíaca artificial tem permitido aos profissionais de saúde contar com dispositivos implantáveis pequenos e duráveis, de alta confiabilidade, com larga programabilidade e com capacidade de reconstituir totalmente o ritmo cardíaco dos pacientes[4-6].

## Componentes do sistema de estimulação cardíaca permanente

Basicamente, os marca-passos cardíacos são constituídos por fonte de energia, circuito eletrônico e cabos-eletrodos (Figura 12.1). A fonte de energia e o circuito eletrônico são acondicionados numa cápsula de titânio, hermeticamente fechada, constituindo o gerador de pulsos[4].

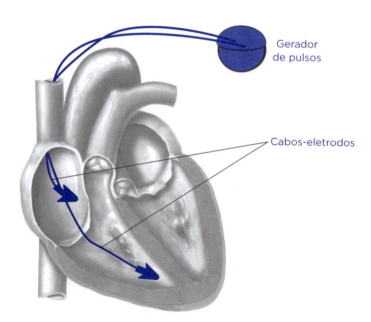

**Figura 12.1.** Componentes do marca-passo definitivo.

Os geradores de pulsos atuais são compostos por bateria de lítio com capacidade para ser utilizada entre cinco a dez anos em média, ligada a um circuito eletrônico com larga capacidade de programação. Modificações dos parâmetros programáveis são realizadas externamente, por comunicação através de radiofrequência entre o

Análise do Eletrocardiograma nos Pacientes Portadores de Marca-Passo

sistema implantado e programadores externos. Informações em tempo real sobre o estado da bateria, a integridade dos cabos-eletrodos, as condições da interface eletrodo-miocárdio e a análise do ritmo cardíaco espontâneo do paciente também são transmitidas pelo gerador ao programador externo[4].

Os cabos-eletrodos são constituídos de condutor elétrico multifilamentar, com comprimento suficiente para conectar o gerador de pulsos ao coração. Revestidos por isolante elétrico inerte ao organismo (silicone, poliuretano ou polímeros híbridos), têm em uma de suas extremidades o eletrodo de platina ou carbono que irá estimular o coração e na outra extremidade um conector para ser adaptado ao gerador de pulsos. A função dos cabos-eletrodos é enviar e receber sinais elétricos do coração e para o coração. Essa transmissão de sinais é possível porque o sistema de estimulação contém dois polos que fecham o circuito. O polo negativo (catodo) é representado pela ponta do cabo-eletrodo, e o polo positivo (anodo) é representado pela carcaça do gerador de pulsos nos sistemas unipolares. Nos sistemas bipolares, o anodo é representado pelo anel do cabo-eletrodo.

## Compreendendo o funcionamento de um marca-passo

Os marca-passos, em geral, apresentam quatro funções principais[6]:

1. promover a despolarização cardíaca;
2. sentir a função cardíaca intrínseca;
3. responder a um aumento da demanda metabólica promovendo uma estimulação com frequência responsiva;
4. registrar informações diagnósticas.

Para compreender o funcionamento de um marca-passo é importante entender que o circuito eletrônico dos sistemas de estimulação cardíaca controla eventos tempo-dependentes, tais como a frequência básica, o limite máximo de frequência, o intervalo atrioventricular e períodos refratários, com a finalidade de promover uma estimulação que seja semelhante aos fenômenos elétricos naturais que ocorrem nas células cardíacas[6,8].

O primeiro evento tempo-dependente que deve ser programado em um marca-passo é o *intervalo de pulso ou intervalo de escape*, que corresponde à frequência de estimulação programada e é determinado pelo intervalo entre duas espículas consecutivas. O contador de tempo do marca-passo se inicia no momento da emissão do impulso elétrico artificial e termina ao final do intervalo de frequência básica programado. Caso ocorra um estímulo espontâneo, o contador de tempo é interrompido e reiniciado[6,8] (Figura 12.2).

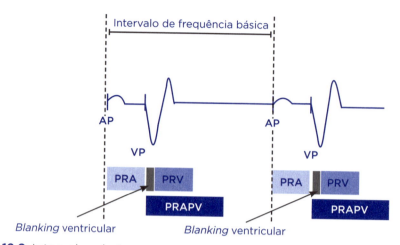

**Figura 12.2.** Intervalos de tempo em marca-passos.
PRA: período refratário atrial; PRV: período refratário ventricular; PRAPV: período refratário atrial pós-ventricular.

O marca-passo tem um circuito de sensibilidade que percebe o sinal da despolarização cardíaca espontânea e recicla seu temporizador para emitir ou não um pulso de energia. Se o paciente apresentar uma frequência mais rápida que a programada no marca-passo, este pode ficar em "demanda", ou seja, em espera de uma frequência mais lenta para poder estimular o coração[6,8].

O marca-passo apresenta um curto intervalo de tempo, logo após a emissão da espícula atrial, em que fica momentaneamente cego, ou seja, a sensibilidade ventricular é inativada, impedindo a detecção de qualquer atividade elétrica. Esse período, conhecido como *blanking* ou "cegueira", é muito importante para impedir que o canal ventricular do marca-passo interprete um sinal emitido pelo canal atrial como se fosse um evento ventricular e deixe de emitir o estímulo artificial[6,8].

Existe também um período em que o marca-passo sente os sinais, mas não responde a eles, ou seja, não reinicia o temporizador. Esse período é conhecido como *período refratário atrial* (PRA) ou *período refratário ventricular* (PRV). Em sistemas dupla-câmara, existe ainda, o *período refratário atrial pós-ventricular* (PRAPV), que corresponde ao intervalo de tempo, contado no canal atrial, no qual nenhuma atividade elétrica provoca o reinício do sistema. Esse período se inicia após a despolarização ventricular, sentida ou estimulada, e por isso, é chamado pós-ventricular. A finalidade desse intervalo é evitar o reinício do intervalo atrioventricular, em caso de atividade atrial retrógrada e evitar um estímulo ventricular indevido[6,8].

O intervalo atrioventricular se inicia com um evento atrial (sentido ou estimulado) e termina com a espícula ventricular. Esse intervalo pode ser comparável ao intervalo PR no ECG. Atualmente, a maioria dos marca-passos apresenta uma correção automática deste intervalo, encurtando-o de acordo com o aumento da frequência cardíaca (intervalo AV dinâmico)[6,8].

## Modos de estimulação cardíaca artificial

De modo geral, todas as câmaras cardíacas podem ser estimuladas e a escolha do modo de estimulação e do local de estimulação dependerá de alguns fatores, principalmente do tipo de doença que acometeu o sistema de condução. As recomendações para o implante de marca-passo, assim como, a definição do modo de estimulação cardíaca constam das *Diretrizes Brasileiras de Dispositivos Cardíacos Eletrônicos Implantáveis*[2].

A grande variedade dos dispositivos cardíacos eletrônicos implantáveis tornou necessária a criação de um código para definir o modo de estimulação que está sendo empregado em determinado momento. O código atual foi proposto pela *North American Society of Pacing and Electrophysiology* (NASPE) e pelo *British Pacing and Electrophysiology Group* (BPEG), sendo constituído por cinco letras[9] (Tabela 12.1).

| **Tabela 12.1. Código de identificação dos modos de estimulação cardíaca artificial.** | | | | |
|---|---|---|---|---|
| 1ª Letra | 2ª Letra | 3ª Letra | 4ª Letra | 5ª Letra |
| Câmara estimulada | Câmara sentida | Resposta aos sinais sentidos | Modulação de frequência | Estimulação multissítio |
| O = Nenhuma | O = Nenhuma | O = Nenhuma | O = Nenhuma | O = Nenhuma |
| A = Átrio | A = Átrio | T = "Trigger" (deflagrar) | R = Resposta de frequência | A = Átrio |
| V = Ventrículo | V = Ventrículo | I = Inibida | | V = Ventrículo |
| D = Dupla (A + V) | D = Dupla | D = Dupla (T + I) | | D = Dupla |

- **1ª letra:** identifica a câmara estimulada. Representada pelas letras A (átrio), V (ventrículo), D (átrio e ventrículo), 0 (nenhuma)

- **2ª letra:** identifica a câmara sentida. Representada pelas letras A (átrio), V (ventrículo), D (átrio e ventrículo), 0 (nenhuma)

- **3ª letra:** a letra I refere-se à inibição da atividade do MP pela onda P ou QRS; a letra T ("trigger") identifica quando um evento sentido no átrio (onda P) ou ventrículo (QRS) deflagra um estímulo artificial. A letra D representa os dois comportamentos (I e T), e a letra O indica que não há resposta à sensibilidade.

- **4ª letra:** Identifica se há ativação ou não do sensor artificial de resposta de frequencia, sendo representado pela onda R quando estiver ligado. A letra O indica que o sensor de resposta de frequencia pode estar desligado ou no modo passivo.

- **5ª letra:** Identifica a presença de estimulação multisítio. A letra A indica a presença de estimulação multissítio atrial; a letra V indica a presença de estimulação multissítio ventricular; a letra D indica a presença de estimulação multissítio em ambas as câmaras e, a letra O indica que o sistema não possui estimulação multissítio.

Quando as funções estão desabilitadas, as duas últimas letras são suprimidas. Desse modo, normalmente, os dispositivos são identificados pelas três primeiras letras. Os modos de estimulação mais frequentemente utilizados encontram-se descritos na tabela a seguir[9].

| Tabela 12.2. Modos de estimulação cardíaca artificial. | |
|---|---|
| **Código NASPE/BPEG** | **Descrição** |
| AAI | Promove estimulação atrial e inibe o pulso de estimulação diante de onda P espontânea |
| AAIR | Estimulação atrial com sensor de resposta de frequência cardíaca ativado |
| AOO | Estimulação atrial assíncrona. O MP estimula o átrio na frequência básica programada |
| AAT | Estimulação atrial deflagrada a partir de um evento intrínseco atrial que reinicia o ciclo básico |
| VVI | Promove estimulação ventricular e inibe o pulso de estimulação diante de complexos QRS espontâneos |
| VVIR | Estimulação ventricular com sensor de resposta de frequência cardíaca ativado |
| VOO | Estimulação ventricular assíncrona. O MP estimula o ventrículo na frequência básica programada |
| VVT | Estimulação ventricular deflagrada a partir de um evento intrínseco ventricular que reinicia o ciclo básico |
| VDD | Estimulação ventricular deflagrada pela atividade atrial sentida. Cada atividade atrial espontânea deflagra um estimulação ventricular |
| DVI | Estimulação atrioventricular, porém com capacidade de sentir apenas eventos ventriculares, ou seja, um evento atrial não deflagra a estimulação ventricular |
| DDI | Estimulação atrioventricular quando a frequência atrial for inferior à frequência básica programada |
| DDD | Estimulação atrioventricular com capacidade de sentir eventos atriais e ventriculares espontâneos. Inibe estímulo atrial na presença de onda P espontânea e deflagra estímulo ventricular. Na presença de estímulo ventricular espontâneo, inibe a estimulação de ambos os canais (A e V) |
| DDDR | Estimulação atrioventricular com variação de frequência devido ao fato de o senso de resposta estar ativado |
| DDDOV | Comportamento semelhante ao modo DDD, porém com estimulação multissítio ventricular (estimula o ventrículo direito e esquerdo) |
| DDDRV | Comportamento semelhante ao modo DDDR, porém com estimulação multissítio ventricular (estimula o ventrículo direito e esquerdo) |
| DDT | Comportamento semelhante ao modo DDI com deflagração de estímulo ventricular a partir de um evento intrínseco sentido no ventrículo |

## Eletrocardiograma de portadores de marca-passo

O ECG é a primeira e principal ferramenta utilizada na avaliação do funcionamento de um marca-passo. O padrão do traçado eletrocardiográfico permite a identificação de algumas informações, como[6,8,10]:

1. tipo de marca-passo;
2. localização do cabo-eletrodo;
3. funcionamento adequado do marca-passo;
4. disfunções do marca-passo.

A principal característica do eletrocardiograma em portadores de marca-passo é a presença de espículas no traçado, que representam, graficamente, o estímulo elétrico produzido pelo marca-passo. Essa energia provoca a despolarização artificial das câmaras cardíacas onde o cabo-eletrodo foi posicionado (átrio, ventrículo ou ambos)[6,8,10] (Figura 12.3). Em algumas situações, pode ser difícil identificar as espículas do marca-passo, havendo a necessidade de procurarmos em todas as derivações, pois as espículas podem ter uma orientação espacial de acordo com a derivação.

**A)** Modo de estimulação AAI: estimula o átrio, sente o átrio e se inibe na presença de uma onda P espontânea (EA: onda P espontânea)

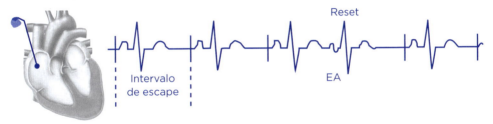

**B)** Modo de estimulação VVI: estimula o ventrículo, sente o ventrículo e se inibe na presença de uma onda R espontânea (EV)

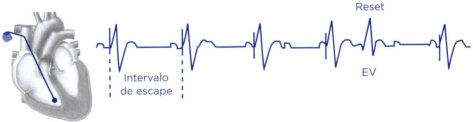

**C)** Modo de estimulação DDD: estimula átrio e ventrículo, sente átrios e ventrículos, deflagra em ventrículo quando sente átrios e inibe o estímulo nas duas câmaras quando sente o ventrículo, sendo também chamado de MP fisiológico

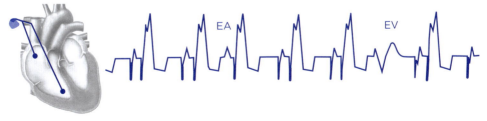

**Figura 12.3.** Modos de estimulação cardíaca.

Desse modo, as espículas podem anteceder a onda P (quando o marca-passo estimula o átrio), o complexo QRS (quando o marca-passo estimula o ventrículo) ou ambos (quando o marca-passo estimula o átrio e ventrículo), de acordo com o modo de estimulação em uso. Pelo traçado eletrocardiográfico, também podemos identificar o tipo de cabo-eletrodo, ou seja, se é unipolar ou bipolar. Na estimulação unipolar, a espícula é mais facilmente visível do que na estimulação bipolar, pois o polo negativo encontra-se na ponta do cabo-eletrodo e o polo positivo no gerador, como descrito anteriormente. Já os cabos bipolares apresentam amplitude pequena, devido a proximidade dos dois polos[6,8,10] (Figura 12.4).

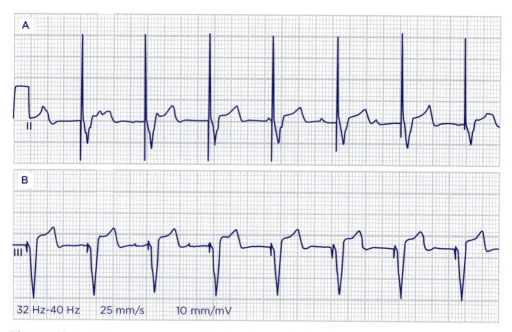

**Figura 12.4.** Diferença na amplitude da espícula do marca-passo de acordo com a polaridade do cabo-eletrodo. A) Cabo-eletrodo unipolar; e B) cabo-eletrodo bipolar.

A interpretação do ECG de portadores de marca-passo depende de alguns conceitos essenciais e, assim como em outras condições, é necessário que o avaliador siga uma sequência de análise, a fim de conseguir identificar todas as informações contidas no traçado eletrocardiográfico. Informações adicionais como o tipo de sistema de estimulação implantado, a programação eletrônica do dispositivo, o diagnóstico do paciente e seus sintomas atuais, devem ser sempre consideradas, se estiverem disponíveis no momento da avaliação do ECG.

Inicialmente, recomenda-se observar atentamente o ritmo de base do paciente, procurando por segmentos no traçado no qual não existam espículas do marca-passo. A ausência de ritmo próprio entre as espículas ocorre quando o paciente é totalmente dependente do marca-passo ou quando a frequência de estimulação programada é superior à espontânea. O segundo passo se refere à identificação de quantas espículas ocorrem em cada intervalo R-R e qual o seu resultado, ou seja, despolarização atrial (onda P) ou ventricular (complexo QRS)[6,8,10].

Dentre os diversos parâmetros eletrônicos que podem ser ajustados por meio da programação do marca-passo, um dos parâmetros essenciais é a sensibilidade do marca-passo. Esse recurso, quando adequadamente ajustado, possibilitará o reconhecimento de eventos elétricos espontâneos, ou seja, os batimentos cardíacos intrínsecos (marca-passo de demanda). Ao identificar um batimento espontâneo, ocorre a inibição do marca-passo e o reinício da contagem do intervalo básico. Essa propriedade do marca-passo de inibir a estimulação ao reconhecer o ritmo próprio do paciente pode ser caracterizada ao ECG pela ausência de espícula quando da ocorrência espontânea da onda P (inibição atrial) ou do complexo QRS (inibição ventricular)[6,8,10].

## Identificando o tipo de marca-passo

A análise do ECG de um portador de marca-passo permite a identificação do tipo de marca-passo, assim como, do modo de estimulação em operação. Os três tipos de marca-passo mais comuns se encontram descritos a seguir.

### ◆ Marca-passo unicameral atrial

O marca-passo de câmara única atrial pode operar em modo AAI ou AAIR, sendo utilizado em situações de doença do nó sinusal, sem alteração de condução do nó atrioventricular, com ou sem incompetência cronotrópica. Na presença de incompetência cronotrópica, utiliza-se o modo AAI com resposta de frequência (AAIR). A principal vantagem desse modo é a despolarização ventricular realizada pelas vias normais. Contudo, a sua principal desvantagem é a ausência de proteção ao surgimento de bloqueio atrioventricular[3,4,6,8,10]. A identificação desse modo pelo ECG de superfície se encontra descrita na Figura 12.5.

### ◆ Marca-passo unicameral ventricular

O marca-passo de câmara única ventricular, operando em modo VVI, já foi o modo mais utilizado mundialmente. Atualmente, a sua utilização tem reduzido progressivamente devido ao fato dessa modalidade não permitir o sincronismo atrioventricular. As indicações desse modo se restringem especialmente às situações de fibrilação/*flutter* atrial ou outras taquiarritmias atriais com presença de bloqueio atrioventricular e em pacientes que apresentam extremos de idade (idosos ou neonatos) devido às dificuldades técnicas para implantar sistemas com mais cabos-eletrodos[3,4,6,8,10]. A identificação desse modo pelo ECG de superfície se encontra descrita na Figura 12.6.

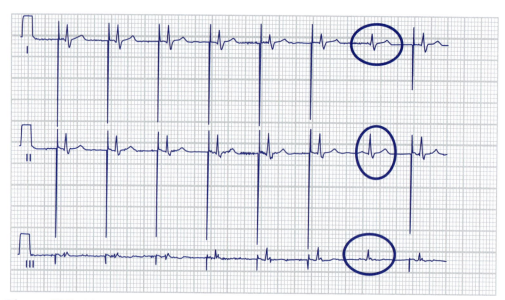

**Figura 12.5.** Eletrocardiograma de marca-passo atrial operando em modo AAI. Neste exemplo, o modo de estimulação é AAI: as espículas com captura atrial são visíveis antes de cada onda P. Nota-se adequada função de sensibilidade do marca-passo, ativada pela presença de onda P espontânea (complexos circulados) que provoca reinício da contagem do intervalo de escape.

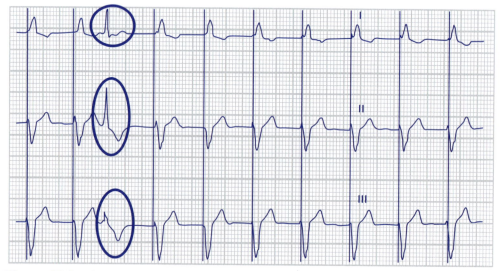

**Figura 12.6.** Eletrocardiograma de marca-passo unicameral ventricular operando em modo VVI. Neste exemplo, o modo de estimulação é VVI: as espículas com captura ventricular são visíveis antes de cada complexo QRS. Nota-se adequada função de sensibilidade do marca-passo, ativada pela presença de complexo QRS espontâneo (complexos circulados) que provoca reinício da contagem do intervalo de escape. Os complexos QRS estimulados são alargados, com morfologia de BRE, indicando que a estimulação ventricular está localizada no ventrículo direito.

## ◆ Marca-passo bicameral

O sistema de estimulação dupla-câmara, operando em modo DDD, pode ser considerado o modo mais fisiológico, por respeitar a sequência de despolarização atrioventricular. Nesse modo de estimulação, primeiro ocorre a despolarização dos átrios, que pode ser espontânea ou estimulada, e após um intervalo atrioventricular ocorre a despolarização dos ventrículos. A principal vantagem desse modo é manter o sincronismo atrioventricular. Esse modo de estimulação tem sido o mais indicado para a maioria das situações de bradiarritmias, principalmente quando secundárias ao bloqueio atrioventricular[3,4,6,8,10]. A identificação desse modo pelo ECG de superfície se encontra descrita na Figura 12.7.

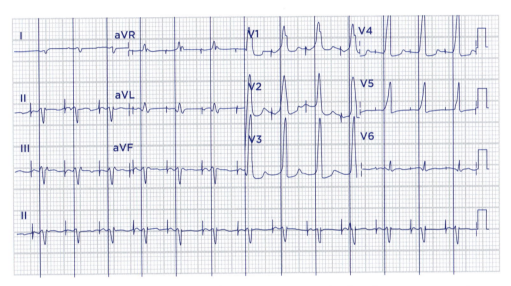

**Figura 12.7.** Eletrocardiograma de marca-passo dupla câmara operando em modo DDD. Neste exemplo, o modo de estimulação é DDD: as espículas com captura atrial e ventricular são visíveis antes de cada onda P e complexo QRS, respectivamente. Notam-se complexos QRS alargados, com morfologia de BRD, indicando que a estimulação ventricular está localizada no ventrículo esquerdo.

## Identificando a localização do cabo-eletrodo

A morfologia do QRS dependerá do ventrículo estimulado. A estimulação ventricular esquerda determina a despolarização tardia do ventrículo direito e, consequentemente, a espícula é seguida de ativação ventricular com padrão de bloqueio de ramo direito (BRD). Na estimulação do ventrículo direito ocorre a ativação tardia do ventrículo esquerdo, o que resulta em espícula do marca-passo seguida de ativação ventricular com padrão de bloqueio de ramo esquerdo (BRE)[6,8,10]. A morfologia do complexo QRS de acordo com a localização do cabo-eletrodo pode ser vista na Figura 12.8.

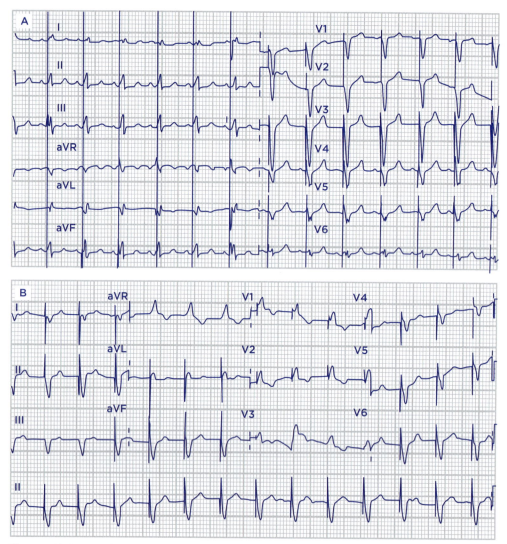

**Figura 12.8.** Morfologia do complexo QRS de acordo com a posição do cabo-eletrodo. A) Estimulação ventricular direita. Os complexos QRS estimulados são alargados, com morfologia de BRE, indicando que a estimulação ventricular está localizada no ventrículo direito. B) Estimulação ventricular esquerda. Os complexos QRS estimulados são alargados, com morfologia de BRD, indicando que a estimulação ventricular está localizada no ventrículo esquerdo.

## Identificando sinais de disfunção do marca-passo

As disfunções dos sistemas de estimulação cardíaca podem estar relacionadas a três tipos principais de alterações:

1. sensibilidade: redução ou perda da sensibilidade (*undersensing*) ou sensibilidade excessiva (*oversensing*);

2. captura: perda de comando pelo marca-passo;
3. ausência de emissão de espícula (ausência de *output*)[6,8,11].

### ♦ Alterações de sensibilidade

#### Undersensing

Refere-se à incapacidade do marca-passo em reconhecer uma despolarização espontânea (atrial e/ou ventricular). Esse fenômeno pode ocorrer devido ao desposicionamento ou fratura de cabo-eletrodo e programação inadequada de sensibilidade (Figura 12.9A).

#### Oversensing

Caracteriza-se pela sensibilidade aumentada, podendo ocorrer no cabo-eletrodo atrial ou ventricular do marca-passo. Ruídos ou falsos sinais são reconhecidos pelo marca-passo como estímulo intrínseco e o estímulo artificial é inibido, uma vez que ocorre o reinício do contador de tempo. Programação inadequada de sensibilidade e exposição às interferências eletromagnéticas são algumas das situações que podem ocasionar *oversensing*[6,8,11] (Figura 12.9B).

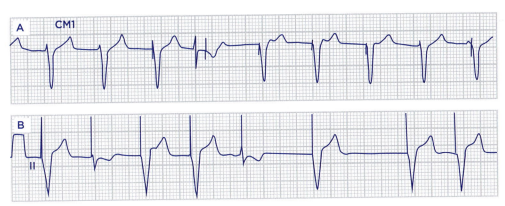

**Figura 12.9.** Disfunções na sensibilidade do marca-passo. A) *Undersensing*. Observa-se a presença de espícula durante a ocorrência de um complexo QRS espontâneo, devido à incapacidade de reconhecimento pelo marca-passo da despolarização espontânea. B) *Oversensing*. Observa-se a presença de atividade extrínseca (ruídos no canal ventricular) que está sendo interpretada pelo marca-passo como eventos cardíacos intrínsecos. Assim, a cada "ruído" ocorre o reinício do contador de tempo do marca-passo determinando intervalos de pulso irregulares.

### Fusão e pseudofusão

Define-se fusão como a soma do batimento intrínseco do paciente com o batimento causado pela estimulação artificial do coração, provocando complexos híbridos, cujas características morfológicas são intermediárias entre os eventos intrínsecos e gerados pelo MP. Na pseudofusão, a ativação intrínseca do tecido cardíaco ocorre de maneira simultânea à emissão da espícula do MP, não tendo efeito sobre a morfologia do complexo QRS (Figura 12.10).

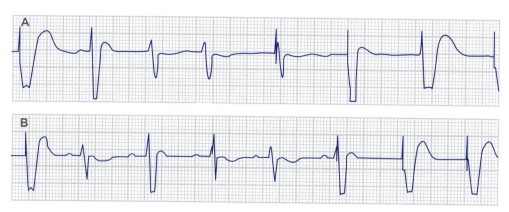

**Figura 12.10.** Batimentos de fusão e pseudofusão. A) Batimento de fusão. Neste exemplo, notam-se três diferentes morfologias do complexo QRS, ou seja, QRS estimulado, QRS espontâneo e batimento de fusão (quinto QRS do traçado). A fusão é caracterizada pela ativação artificial simultânea à estimulação espontânea, provocando complexos híbridos. B) Batimentos de pseudo-fusão. Neste exemplo, notam-se também três diferentes morfologias do complexo QRS, ou seja, QRS estimulado, QRS espontâneo e batimento de pseudofusão (quarto QRS do traçado). A pseudofusão é caracterizada pela ativação espontânea do tecido cardíaco simultânea à emissão de espícula do marca-passo. Desse modo, a morfologia do complexo QRS assemelha-se muito com a morfologia do QRS espontâneo.

- **Perda de captura**

Ocorre quando o estímulo artificial é incapaz de causar despolarização atrial ou ventricular. O desposicionamento de cabo-eletrodo e a baixa energia de estimulação são as principais causas de perda de captura. No ECG a seguir, notam-se a presença de espículas sem captura[6,8,11] (Figura 12.11).

## Ausência de emissão de espícula (ausência de *output*)

A ausência de emissão de espículas ou estímulos artificiais, também conhecida como ausência de output ou bloqueio de saída, pode ocorrer por exaustão da bateria do gerador de pulsos, por defeitos no circuito do dispositivo e também por uma programação inadequada do dispositivo[6,8,11] (Figura 12.12).

Análise do Eletrocardiograma nos Pacientes Portadores de Marca-Passo | 165

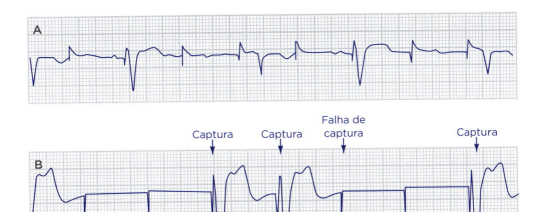

**Figura 12.11.** Perda de captura. Nestes dois exemplos, nota-se a presença de espículas isoladas que não despolarizam o ventrículo, ou seja, espículas não seguidas de complexo QRS, caracterizando o fenômeno de perda de captura.

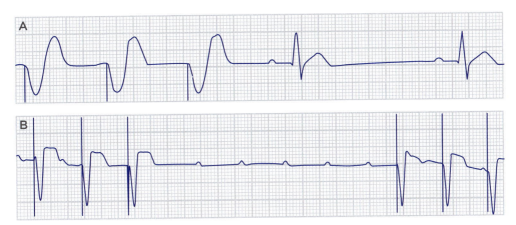

**Figura 12.12.** Ausência de emissão de espícula. A) Ausência de emissão de espícula em paciente com ritmo próprio. B) Ausência de emissão de espícula em paciente sem ritmo de escape ventricular. Nestes dois exemplos, nota-se um período de ausência de emissão de espículas. No exemplo A, esse período de falha na emissão da espícula é assumido pelo ritmo de base do paciente. No exemplo B, observa-se a ausência de despolarização ventricular, provavelmente pelo fato do paciente não apresentar ritmo de escape.

## Resumo

No quadro a seguir, apresentamos um sumário para auxiliar na interpretação do ECG de portadores de marca-passo.

| Roteiro básico para a interpretação do eletrocardiograma de portadores de marca-passo. |
|---|
| Informações sobre o tipo de marca-passo, diagnóstico do paciente e sintomas atuais |
| Identificar a presença de atividade atrial e ventricular (espontânea e artificial) |
| Identificar se existe ritmo espontâneo |
| Identificar espícula atrial e/ou ventricular |
| Verificar se existe captura atrial e/ou ventricular |
| Verificar se existe sincronismo atrioventricular |
| Verificar se a sequência da despolarização está normal |
| Verificar se a sensibilidade atrial e/ou ventricular está adequada |

# Referências bibliográficas

1. Epstein AE, Darbar D, DiMarco JP, Dunbar SB, et al. 2012 ACCF/AHA/HRS focused update of the 2008 guidelines for device-based therapy of cardiac rhythm abnormalities: a report of the American College of Cardiology Foundation/American Heart Association Task Force on Practice Guidelines. American College of Cardiology Foundation/American Heart Association Task Force on Practice Guidelines. Circulation. 2012;126(14):1784-800.
2. Diretrizes Brasileiras de Dispositivos Cardíacos Eletrônicos Implantáveis (DCEI). Arq Bras Cardiol. 2007;89(6):210-237.
3. Melo CS. Tratado de estimulação cardíaca artificial. 5. ed. São Paulo: Manole; 2014, 980.
4. Silva KR, Costa R. Bradiarritmias, marcapassos e cardioversores-desfibriladores implantáveis. In: Quilici AP, Bento AM, Ferreira FG, Cardoso LF, Moreira RSL, Silva SC. (Org.). Enfermagem em Cardiologia. 2. ed. São Paulo: Atheneu; 2014;(1):501-526.
5. Leme AMBP, Costa R, Mendonça RC, Gonçalves R. Bradiarritmias, taquiarritmias e marca-passo/desfibrilador. In: Schettino G, Cardoso LF, Mattar Júnior J, Ganem F. (Org.). Paciente crítico: Diagnóstico e tratamento. 2. ed. São Paulo: Manole; 2012, 462-480.
6. Barold SS, Stroobandt RX, Sinnaeve AF. Cardiac pacemakers and resynchronization step by step: an illustrated guide. 2. ed. Estados Unidos: Wiley-Blackwell; 2011, 483.
7. Andrade JCS, Andrade VS, Benedetti H, Júnior Hossne NA. Aspectos práticos, indicações e técnicas de implante de marca-passo provisório. Rev Soc Cardiol Estado de São Paulo. 2004;2:213-224.
8. Martinelli Filho M, Nishioka SAD, Siqueira SF, Costa R. Atlas de Marca-passo – a função através do eletrocardiograma. 2. ed. São Paulo: Atheneu; 2012, 472.
9. Bernstein AD, Camm AJ, Fletcher RD, et al. The revised NASPE/BPEG generic code for antibradycardia, adaptive-rate and multisite pacing. PACE. 2002;25:260-264.
10. Nishioka SAD, Teixeira RA, Martinelli Filho M. Bases para interpretação do eletrocardiograma de portadores de marca-passo. In: Pastore CA, Grupi CJ, Moffa PJ. (Org.). Eletrocardiologia atual: Curso do serviço de eletrocardiologia do InCor. 2. ed. São Paulo: Atheneu; 2008, 341-349.
11. Martinelli Filho M, Nishioka SAD, Teixeira RA. Sinais de disfunção do marca-passo artificial. In: Pastore CA, Grupi CJ, Moffa PJ. (Org.). Eletrocardiologia atual: Curso do serviço de eletrocardiologia do InCor. 2. ed. São Paulo: Atheneu; 2008, 351-360.

# Análise Eletrocardiográfica dos Batimentos Prematuros –
## Extrassístoles

Edna Duarte Ferreira

Francine Jomara Lopes

Patrícia Claus Rodrigues

As extrassístoles são arritmias classificadas como distúrbios na formação dos impulsos, em que batimentos precoces surgem antes da próxima sístole, podendo ser originados em qualquer ponto do coração[1,2].

As extrassístoles são as arritmias mais comuns, ocorrendo não somente em casos de cardiopatias, mas também na ausência de doenças. Sua prevalência pode chegar até 50% na população geral, aumentando com a faixa etária[1].

Embora sejam frequentes em indivíduos saudáveis podem ser mais prevalentes em indivíduos com hipertrofia atrial esquerda, hipertrofia ventricular esquerda, níveis baixos de colesterol HDL e níveis aumentados de BNP[3].

Estudos recentes sugeriram que a carga de Complexos Ventriculares Prematuros (CVP) ou extrassístoles ventriculares está associado ao aumento de mortalidade, hospitalização e ao risco de insuficiência cardíaca congestiva[4,5].

As extrassístoles atriais também estiveram relacionadas com aumento de mortalidade cardiovascular, principalmente em indivíduos hipertensos[6].

Os mecanismos causadores destas arritmias, na maioria das vezes, estão relacionados ao automatismo anormal das células cardíacas, à presença de reentrada do estímulo elétrico e à atividade deflagrada por pós-potenciais. Esses conceitos são detalhados a seguir[7,8].

- **Automatismo:** é a propriedade de despolarização espontânea de algumas células cardíacas. Fisiologicamente, o automatismo ocorre nas células do nó sinusal, entretanto, podem surgir em células da junção atrioventricular, dos átrios e do sistema His-Purkinje, consideradas como marca-passos subsidiários, caso ocorra deficiência das células sinusais. Quando o estimulo sinusal é inibido ou quando a frequência cardíaca diminui consideravelmente, as células da junção atrioventricular ou de outras regiões dos átrios assumem o comando da atividade elétrica, determinando frequência cardíaca em geral menor que 60 bpm (ritmos de escape)[7,8].

- **Reentrada:** normalmente, o estímulo cardíaco se extingue após ativação sequencial de átrios e ventrículos. A reentrada é o retorno que ocorre quando há duas vias de condução de velocidades diferentes. Este é o mecanismo mais observado nas extrassístoles, pois é originado de alterações anatomo-histopatológicas, como as fibroses e os aneurismas[7,8].

- **Atividade deflagrada por pós-potenciais:** nas células cardíacas não dotadas da propriedade de automatismo, o potencial permanece estável e constante durante a diástole até a próxima despolarização. Em condições patológicas, podem surgir oscilações do potencial de repouso, denominadas pós-potenciais. Se estes potenciais apresentarem voltagem acima do potencial limiar, deflagram um novo estímulo. A atividade deflagrada, geralmente, está relacionada a distúrbios eletrolíticos, intoxicação medicamentosa, dentre outros[7,8].

## Análise eletrocardiográfica dos batimentos prematuros

As extrassístoles podem ser classificadas quanto a:

- **Localização:** atriais (quando se originam nos átrios), ventriculares (quando se originam nos ventrículos) e juncionais (quando se originam na junção atrioventricular)[2,7].

- **Frequência:** isoladas, agrupadas ou ritmadas. As extrassístoles isoladas são as registradas de forma única no eletrocardiograma (ECG) (Figura 13.1). As agrupadas são quando se apresentam em sequência, podendo ser classificadas como pareadas (duas extrassístoles consecutivas – Figura 13.2) e salva de extrassístoles (três extrassístoles consecutivas – Figura 13.3). Formas com três ou mais batimentos pareados que se sustentam por mais de 30 segundos podem ser considerados taquicardia supraventricular sustentada[7]. As ritmadas podem ser classificadas como bigeminismo, quando sucessivamente após um QRS do ritmo de base, surge um outro proveniente de um foco ectópico (Figura 13.4) e trigeminismo, quando a ectopia ocorre após dois batimentos do ciclo cardíaco normal (Figura 13.5)[2].

- **Morfologia:** monomórficas, quando apresentam a mesma morfologia (Figura 13.6) ou polimórficas (Figura 13.7), quando apresentam morfologias distintas, pois se pressupõem múltiplos focos de origem[7].

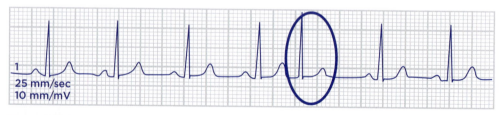

**Figura 13.1.** Extrassístole isolada.
Fonte: Adaptada de Pastore CA, Grupi CJ, Moffa PJ. Eletrocardiograma atual: curso do serviço de eletrocardiograma do InCor. 2.ed. São Paulo: Editora Atheneu, 2008. p. 263.

Análise Eletrocardiográfica dos Batimentos Prematuros – Extrassístoles

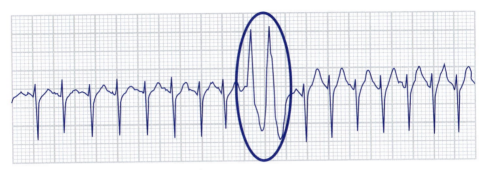

**Figura 13.2.** Extrassístole pareada.
Fonte: Adaptada de Pastore CA, Grupi CJ, Moffa PJ. Eletrocardiograma atual: curso do serviço de eletrocardiograma do InCor. 2.ed. São Paulo: Editora Atheneu, 2008. p. 268.

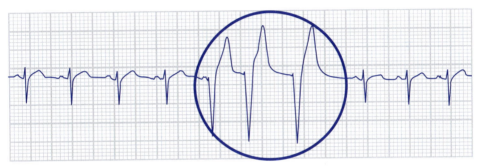

**Figura 13.3.** Salva de extrassístole.
Fonte: Adaptada de Pastore CA, Grupi CJ, Moffa PJ. Eletrocardiograma atual: curso do serviço de eletrocardiograma do InCor. 2.ed. São Paulo: Editora Atheneu, 2008. p. 269.

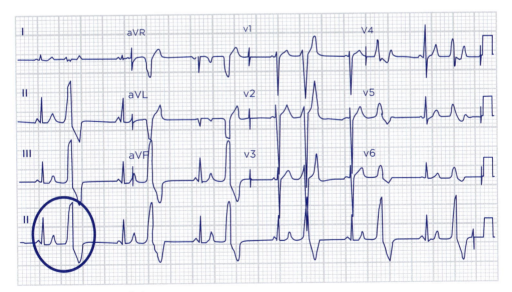

**Figura 13.4.** Bigeminismo.
Fonte: Adaptada de Pastore CA, Grupi CJ, Moffa PJ. Eletrocardiograma atual: curso do serviço de eletrocardiograma do InCor. 2.ed. São Paulo: Editora Atheneu, 2008. p. 267.

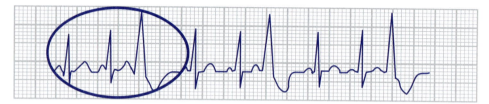

**Figura 13.5.** Trigeminismo.
Fonte: Adaptada de Pastore CA, Grupi CJ, Moffa PJ. Eletrocardiograma atual: curso do serviço de eletrocardiograma do InCor. 2.ed. São Paulo: Editora Atheneu, 2008. p. 267.

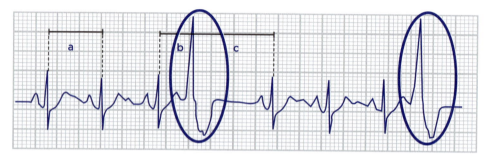

**Figura 13.6.** Extrassístole monomórfica.
Fonte: Adaptada de Pastore CA, Grupi CJ, Moffa PJ. Eletrocardiograma atual: curso do serviço de eletrocardiograma do InCor. 2.ed. São Paulo: Editora Atheneu, 2008. p. 266.

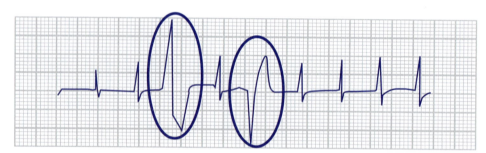

**Figura 13.7.** Extrassístole polimórfica.

## Extrassístoles supraventriculares

Os estímulos elétricos ectópicos originados em qualquer região acima da bifurcação do feixe de His são denominados de supraventriculares, entre eles estão as extrassístoles atriais e juncionais[2].

### ◆ Extrassístoles atriais

Podem ocorrer em pessoas saudáveis, com doença estrutural cardíaca ou doenças não cardíacas como: doenças pulmonares, distúrbios tireoidianos, alterações eletrolíticas, infecções, cafeína e ansiedade[2,9].

Ocorre uma despolarização atrial prematura fora do período refratário do nó sinusal. Sua caracterização eletrocardiográfica mostra a presença de uma onda P de morfologia diferente da onda P sinusal ou como uma onda P negativa. Em alguns casos ela se encontra oculta na onda T do batimento precedente, o que torna a onda T apiculada (Figura 13.8)[2,9]. Após a extrassístole se pode observar uma pausa antes do próximo batimento normal[2].

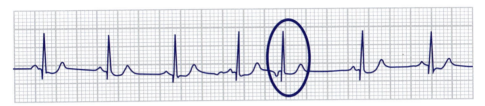

**Figura 13.8.** Extrassístole atrial.
Fonte: Adaptada de Pastore CA, Grupi CJ, Moffa PJ. Eletrocardiograma atual: curso do serviço de eletrocardiograma do InCor. 2.ed. São Paulo: Editora Atheneu, 2008. p. 263.

## ♦ Extrassístoles juncionais

São menos frequentes que as atriais e podem ocorrer em indivíduos normais, entretanto, sua presença está mais associada a pacientes com cardiopatias e em uso de digitais[2,9].

A alteração mais comum relacionada ao aparecimento de extrassístoles juncionais é a heterogeneidade de repolarização em diferentes áreas miocárdicas que cria condições para a ocorrência de reentrada e para despolarizações precoces[10].

Sua caracterização eletrocardiográfica demonstra um batimento prematuro com um complexo QRS estreito com morfologia semelhante ao sinusal e uma onda P retrógrada (invertida), que pode preceder, suceder ou coincidir com o QRS e, geralmente, não é visível (Figura 13.9)[7].

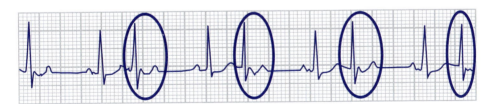

**Figura 13.9.** Extrassístole juncional (onda P retrograda após o complexo QRS).
Fonte: Adaptada de Pastore CA, Grupi CJ, Moffa PJ. Eletrocardiograma atual: curso do serviço de eletrocardiograma do InCor. 2.ed. São Paulo: Editora Atheneu, 2008. p. 265.

## Manifestações clínicas, diagnóstico e tratamento das extrassístoles supraventriculares

As extrassístoles supraventriculares podem ser diagnosticadas por meio da ausculta cardíaca, do ECG ou do Holter. Em geral, são benignas, com sintomatologia pouco significativa; e o tratamento clínico, como diminuir o nível de estresse, melhorar a qualidade do sono e evitar substâncias ou medicamentos estimulantes, geralmente, são suficientes[2,8].

O uso de medicamentos antiarrítmicos está indicado nos casos de pacientes que cursam com sintomas de palpitações ou quando as extrassístoles supraventriculares são associadas ao aparecimento de outras arritmias supraventriculares, como a taquicardia atrial, fibrilação atrial e *flutter* atrial. As extrassístoles malignas, que dão origem a episódios repetitivos de taquicardia atrial ou fibrilação atrial, podem justificar a realização de um estudo eletrofisiológico. Este exame pode identificar a arritmia cardíaca e, ainda, eliminar seu foco por meio da ablação por radiofrequência[2,8,11].

## Extrassístoles ventriculares (complexos ventriculares prematuros – CVP)

Os complexos ventriculares prematuros são as arritmias ventriculares mais comuns. O CVP tem origem na parede ventricular e promovem a ativação de um foco fora do sistema de condução especializado, um foco ectópico, originando assim um QRS alargado. Ocorrem em corações normais, corações com cardiopatia estrutural, uso de drogas, exercícios, catecolaminas elevadas, medicamentos, distúrbios eletrolíticos, cafeína, álcool, dentre outros[2,5,9].

Tem origem na automaticidade anormal, atividade deflagrada ou reentrada.

No ECG se observa que não é precedida de onda P, a presença de QRS precoce com morfologia bizarra de duração superior a 0,12 segundos e uma onda T grande e oposta à maior deflexão do complexo QRS (Figura 13.10)[2,9]. Pode-se observar uma pausa compensatória após a extrassístole[2].

O intervalo entre o batimento sinusal e a extrassístole é chamado por intervalo de acoplamento[2,9].

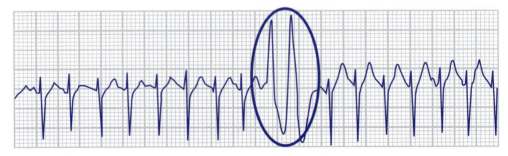

**Figura 13.10.** Extrassístoles ventriculares.
Fonte: Adaptada de Pastore CA, Grupi CJ, Moffa PJ. Eletrocardiograma atual: curso do serviço de eletrocardiograma do InCor. 2.ed. São Paulo: Editora Atheneu, 2008. p. 268.

## Manifestações clínicas, diagnóstico e tratamento das extrassístoles ventriculares

As extrassístoles ventriculares isoladas têm um escasso efeito sobre a ação do bombeamento do coração e, geralmente, não produzem sintomas, a não ser que sejam frequentes. O principal sintoma é a percepção do próprio indivíduo de um batimento mais forte. Seu diagnóstico pode ser feito por meio de um ECG[9,12].

Em uma função ventricular comprometida, a precocidade das extrassístoles ventriculares pode precipitar arritmias graves como taquicardia ventricular ou fibrilação ventricular[9,12].

Quando ocorrem extrassístoles com morfologia sugestiva de origem da via de saída do ventrículo direito, os pacientes podem ter como manifestações clínicas pré-síncopes e síncopes recorrentes, sendo difícil estabelecer uma relação entre alterações do ritmo e os sintomas[9,12].

Em princípio, o único tratamento é a diminuição das causas de estresse e uso de substâncias que possam estimular o coração. Geralmente, só se prescreve um tratamento farmacológico se os sintomas forem intoleráveis, suspeita de cardiomiopatia induzida por CVP ou quando o traçado do ritmo cardíaco sugira alguma arritmia grave[13].

Dada a sua relativa segurança, os beta-bloqueadores são a primeira opção de tratamento farmacológico[13].

Se o beta-bloqueador não for bem sucedido ou não for tolerado, os bloqueadores dos canais de cálcio diidropiridínicos podem ser usados, embora agentes antiarrítmicos adicionais, incluindo amiodarona, sotalol ou flecainida, são reservados para pacientes não podem ser submetidos ou falharam na ablação[13].

Na ineficácia dos tratamentos iniciais, o mapeamento de ativação é a técnica preferida para identificação da fonte de CVP e será um norteador para o tratamento com ablação[13].

## Resumo

O quadro a seguir demonstra as principais características eletrocardiográficas dos batimentos prematuros.

| Arritmia | Onda P | Intervalo PR | Complexo QRS | Segmento ST | Onda T | Segmento TP |
|---|---|---|---|---|---|---|
| Extrassístole atrial | Morfologia diferente da onda P sinusal ou negativa ou ausente | Normal | Normal | Normal | Às vezes apiculada | Aumentado (pausa compensatória) |

*(Continua)*

*(Continuação)*

| Arritmia | Onda P | Intervalo PR | Complexo QRS | Segmento ST | Onda T | Segmento TP |
|---|---|---|---|---|---|---|
| Extrassístole juncional | Retrógrada, que pode preceder, suceder ou coincidir com o complexo QRS e, em geral, não é visível | Normal | Na maioria das vezes normal | Normal | Normal | Aumentado (pausa compensatória) |
| Extrassístole ventricular | Ausente | Normal | Precoce com morfologia bizarra de duração superior a 0,12 segundos | Normal | Amplitude elevada e oposta à maior deflexão do complexo QRS | Aumentado (pausa compensatória) |

# Referências bibliográficas

1. Falco CNML, Grupi C, Sosa E, et al. Redução da densidade de extrassístoles e dos sintomas relacionados após administração de magnésio por via oral Arq. Bras. Cardiol. 2012;98(6).
2. Pastore CA, Grupi CJ, Moffa PJ. Eletrocardiografia atual. Curso do Serviço de Eletrocardiografia do InCor. 1. ed. São Paulo: Atheneu; 2007, 261-70.
3. Ribeiro WN, Yamada AT, Grupi CJ, da Silva GT, Mansur AJ. Premature atrial and ventricular complexes in outpatients referred from a primary care facility. *PLoS One*. 2018;13(9):e0204246.
4. Lin CY, Chang SL, Lin YJ, et al. An observational study on the effect of premature ventricular complex burden on long-term outcome [published correction appears in Medicine (Baltimore). 2017;96(22):5476-7119. doi:10.1097/MD.0000000000005476.
5. JW Dukes, TA Dewland, E Vittinghoff, MC Mandyam, SR Heckbe, DS Siscovick, et al. Ventricular ectopy as a predictor of heart failure and death. J Am Coll Cardiol. 2015;66(2):101-109.
6. Inohara T, Kohsaka S, Okamura T, Watanabe M, Nakamura Y, Higashiyama A. Long-term outcome of healthy participants with atrial premature complex: a 15-year follow-up of the NIPPON DATA 90 Cohort. PLoS ONE. 2013;8(11):e80853. doi:10.1371/journal.pone.0080853.
7. Friedmann AA, Grindler J. Arritmias cardíacas. In: Eletrocardiologia básica. São Paulo: Sarvier; 2000, 43-72.
8. Lopes AC. Arritmias cardíacas. 1. ed. São Paulo: Atheneu; 2004, 111-19.
9. Scanavacca MI. Diretrizes para avaliação e tratamento de pacientes com arritmias cardíacas. Arq. Bras. Cardiol. 2002;79(5).
10. Trezza E. Alterações eletrocardiográficas, precedendo extra-sístoles ventriculares. Arq. Bras. Cardiol. 2006;87(5).
11. Darrieux FC, Scanavacca MI, Hachul DT, et al. Ablação com radiofreqüência de extra-sístoles da via de saída do ventrículo direito. Arq. Bras. Cardiol. 2007;88(3).
12. Ludovice AC, Hachu DT, Darrieux FC, Bastos SC, Sosa AE, Scanavacca MI. Síncope em pacientes com extra-sístoles de via de saída de ventrículo direito e sem cardiopatia estrutural aparente. Arq. Bras.Cardiol. 2006;87(5).
13. Markman TM, Nazarian S. Treatment of ventricular arrhythmias: What's new?. Trends Cardiovasc Med. 2019;29(5):249-261.

# Ritmos Cardíacos da Parada Cardiorrespiratória –
Taquicardia Ventricular sem Pulso (TVSP), Fibrilação Ventricular (FV), Atividade Elétrica sem Pulso e Assistolia

Ana Paula Quilici
Luiz Fernando dos Santos Messias

## Introdução

A parada cardiorrespiratória (PCR) pode ser definida como uma condição súbita e inesperada de deficiência absoluta de oxigenação tissular, seja por ineficácia circulatória ou por cessação da função respiratória[4].

Permanecendo como uma das emergências cardiovasculares, a parada cardiorrespiratória (PCR) de grande prevalência e com morbidade e mortalidades elevadas segue sendo um dos temas mais pesquisados em todo mundo. A criação de novos protocolos e algoritmos internacionais pelo Comitê Internacional de Ressuscitação (ILCOR), que tem como principal missão salvar mais vidas globalmente por meio da ressuscitação, e que é composto por representantes de diversos países, permite a padronização e organização da assistência às vítimas de parada cardiorrespiratória, aumentando significativamente os índices de sucesso da reversão destes eventos.

Anualmente, mais de 200 mil adultos sofrem PCR em ambiente intra-hospitalar nos Estados Unidos, sendo que muitos destes eventos poderiam ser evitados por meio da identificação de sinais prévios e instauração de terapêutica adequada.

O reconhecimento e prevenção precoces das paradas cardiorrespiratórias intra-hospitalares passou a ser enfatizado nas diretrizes da *American Heart Association*, buscando minimizar as ocorrências destas emergências que trazem um grande impacto no sistema de saúde.

Dentre os motivos que levam o indivíduo a uma parada cardiorrespiratória não traumática, as arritmias cardíacas merecem destaque, uma vez que que a Fibrilação Ventricular (FV) e a Taquicardia Ventricular (TV) alcançam 80% dos eventos, com bom índice de sucesso na reversão, se prontamente tratados. Quando identificadas e tratadas precocemente, a taxa de sobrevida é em torno de 50% a 70%.

O enfermeiro possui papel fundamental no reconhecimento precoce, no atendimento, nos cuidados pós parada cardiorrespiratória e na reabilitação dos pacientes a essas emergências, integrando a equipe de emergência no atendimento ao paciente com risco iminente de morte. Este profissional deve se manter atualizado e treinado, desenvolvendo controle emocional e postura de liderança perante a sua equipe e demais profissionais.

Neste capítulo, discutiremos os ritmos de parada cardíaca, sua interpretação no eletrocardiograma (ECG) e os sintomas do paciente.

## Fundamentos

Arritmias cardíacas são o resultado de uma anormalidade na geração ou condução do impulso elétrico, ou em ambas[5]. O coração não contrai de maneira rítmica como esperado, o que pode levar a situações complicadas e graves, como a diminuição do débito cardíaco e insuficiência cardíaca (a contração prejudicada leva a diminuição da fração de ejeção), tromboembolismo, e até mesmo a assistolia e fibrilação ventricular, que são ritmos incompatíveis com a vida.

A fisiopatologia das arritmias cardíacas envolve mecanismos diversos, relacionados à automaticidade na geração do impulso, pós-despolarização e disparo do automatismo e condução do impulso[5].

Podemos observar quatro padrões básicos de alterações do ritmo cardíaco durante a PCR, são eles: taquicardia ventricular sem pulso (TVSP), fibrilação ventricular (FV), assistolia e atividade elétrica sem pulso (AESP)[6]. A TVSP geralmente degenera-se em FV, e a conduta nestes casos é a mesma indicada para o manuseio da segunda condição[7].

As arritmias ventriculares dependem de interação entre um substrato arritmogênico (circuitos de reentrada), a presença de alterações gatilho (extrassístoles ou taquicardias supraventriculares – TSV) e fatores moduladores (isquemia, distúrbios hidroeletrolíticos, catecolaminas)[8].

### ◆ Taquicardia ventricular sem pulso (TVSP)

1. Definição.
2. Mecanismo da arritmia.
3. Interpretação da arritmia no ECG.
4. Manifestação clínica do paciente.

Quando observarmos no eletrocardiograma três ou mais contrações ventriculares prematuras consecutivas, chamamos de taquicardia ventricular, a qual geralmente está entre 100 e 250 bpm. Quando este ritmo se mantém por mais de 30 segundos (taquicardia ventricular sustentada), temos um aumento na chance do desenvolvimento de um ritmo de parada cardíaca por taquicardia ventricular sem pulso (Figura 14.1), desencadeada principalmente pela síndrome do baixo débito e também pela possibilidade de ocorrer degeneração da fibra cardíaca e fibrilação ventricular.

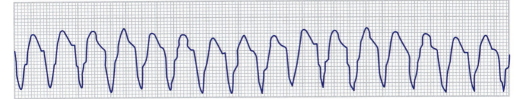

**Figura 14.1.** Taquicardia ventricular monomórfica.
Fonte: *American Heart Association* – ACLS – Autoavaliação escrita Pré-Curso. Disponível em: <http://ahainstructornetwork.americanheart.org/idc/groups/ahaecc-public/@wcm/@ecc/documents/downloadable/ucm_439212.pdf>. Acesso em: agosto de 2021.

A frequência ventricular aumentada pode levar à acentuada deterioração hemodinâmica, chegando a ocorrer a ausência de pulso arterial palpável, quando, então, é considerada uma modalidade de parada cardíaca.

Temos três ritmos principais de taquicardia ventricular, sendo:

- **Taquicardia ventricular monomórfica:** como o próprio nome sugere, temos uma onda com morfismo semelhante a anterior. As taquicardias com aparência monomórfica estão geralmente associadas a áreas cicatrizadas do miocárdio que favorecem o mecanismo de reentrada. (Figura 14.1).

- **Taquicardia ventricular polimórfica:** geralmente associada ao infarto agudo do miocárdio e o processo isquêmico agudo das coronárias, caracteriza-se por ondas de morfismos diferentes entre si (Figura 14.2).

- **Taquicardia ventricular *torsades de pointes*:** geralmente autolimitada, com QRS "girando" em torno da linha de base. Na maior parte dos casos é precedida por ciclos longo-curto (extrassístole – batimento sinusal – extrassístole), tanto nas formas congênitas quanto nas adquiridas, e relaciona-se com a presença de QT longo, que pode ser congênito ou secundário a fármacos e distúrbios eletrolíticos[15].

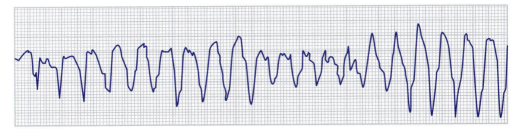

**Figura 14.2.** Taquicardia ventricular polimórfica.
Fonte: *American Heart Association* – ACLS – Autoavaliação escrita Pré-Curso, Disponível em: <http://ahainstructornetwork.americanheart.org/idc/groups/ahaecc-public/@wcm/@ecc/documents/downloadable/ucm_439212.pdf>. Acesso em: agosto de 2021.

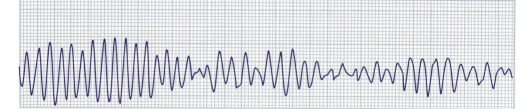

**Figura 14.3.** Taquicardia ventricular Torsades de Pointes Sanar – Resumo de *torsades de pointes*.
Fonte: Disponível em: <https://www.sanarmed.com/resumo-de-torsades-de-pointes-fisiopatologia-diagnostico-e-tratamento>. Acesso em: agosto de 2021.

### ♦ Mecanismo da arritmia

Alterações moleculares no coração predispõem ao desenvolvimento de alteração no ritmo cardíaco; no entanto, as propriedades celulares e de rede do órgão não devem ser esquecidas. A fisiopatologia das arritmias cardíacas envolve mecanismos diversos, relacionados à automaticidade na geração do impulso, pós-despolarização e disparo do automatismo e condução do impulse[5]. A taquicardia ventricular (TV) parece ser o mecanismo principal de morte súbita cardíaca[8], seu mecanismo principal é devido a anormalidades em diferentes partes do coração, que podem causar descargas rítmicas e rápidas de impulsos que se propagam por diversas partes do coração. Outro aspecto importante a ser considerado são as vias de *feedback* com movimento circular reentrante, que controlam a auto excitação, repetida local. Devido ao ritmo rápido do foco irritável, esse foco passa a ser o marca-passo cardíaco[10].

### ♦ Interpretação da arritmia no ECG

**Na taquicardia ventricular sem pulso podemos encontrar as seguintes alterações:**
1. Frequência cardíaca: usualmente > 100 bpm
2. Ritmo cardíaco: regular ou discretamente irregular
3. Onda P: não são vistas com frequência cardíaca alta, quando presentes não demonstram correlação com o complexo QRS
4. Segmento PR: ausente
5. Intervalo PR: ausente
6. Complexo QRS: alargados de morfologia única ou multiformes
7. Ponto J e segmento ST: ausente
8. Onda T: ausente
9. Intervalo QT: ausente

# Manifestação clínica do paciente

Devido ausência de pulso palpável, e a consequente diminuição da oxigenação cerebral, o paciente comumente estará inconsciente. O quadro prévio ao evento sincopal geralmente está relacionado a sintomas como: palpitação, sudorese, dor torácica e dispneia.

## Fibrilação ventricular

### Definição

É a mais grave de todas as arritmias cardíacas, ocorre devido à contração inco-ordenada do miocárdio em consequência da atividade caótica de diferentes grupos de fibras miocárdicas, resultando na ineficiência total do coração em manter um rendimento de volume sanguíneo adequado[11].

A fibrilação ventricular (FV) é uma série descoordenada e potencialmente fatal de contrações ventriculares muito rápidas e ineficazes, produzida por múltiplos impulsos elétricos caóticos. Do ponto de vista elétrico, a fibrilação ventricular é similar à fibrilação atrial, apresentando, contudo, um prognóstico muito mais grave. Na fibrilação ventricular, os ventrículos tremulam e não contraem de forma coordenada, não cumprindo seu papel de "bomba cardíaca". Como o sangue não é bombeado do coração, representa um tipo de parada cardíaca e, a não ser que seja tratada imediatamente, é fatal. A causa mais comum é o fluxo sanguíneo inadequado ao miocárdio, devido à doença arterial coronariana ou a um infarto do miocárdio. Caracteriza-se por ondas bizarras, caóticas, de amplitude e frequência variáveis. Este ritmo pode ser precedido de taquicardia ventricular ou *torsades de pointes*, que degenera em fibrilação ventricular[11,12]. Outras causas incluem o choque e níveis sanguíneos muito baixos de potássio (hipocalemia)[12,13].

### Mecanismos da fibrilação ventricular

Múltiplos fatores podem desencadear a fibrilação ventricular e estar associados à isquemia, uma vez que ela diminui o limiar de repouso das células miocardicas, aumenta o potássio extracelular e reduz a corrente de potássio dependente de ATP. Estas mudanças resultam em uma "corrente de lesão" que demonstra aumentar a automaticidade anormal. As ativações rápidas resultantes servem para ajudar a iniciar a FV.

Na fibrilação ventricular temos múltiplos pontos ectópicos de disparos, a atividade de sincício do coração é prejudicada, não havendo contrações cardíacas uniformes e, consequentemente, sem ocorrer débito cardíaco.

O aumento da atividade das células do miocárdio e a não adequada nutrição ao orgão podem, em questão de minutos, degenerar a fibra e levar a um quadro de assistolia, com prognóstico extremamente desfavorável ao paciente.

As despolarizações dos múltiplos pontos ectópicos causam uma alteração na interpretação dos vetores pelo eletrocardiógrafo, o que provoca ondas aberrantes (Figura 14.4) e de morfismo bizarro.

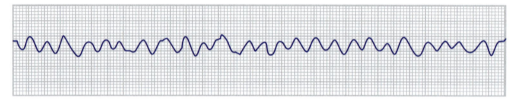

**Figura 14.4.** Fibrilação ventricular "grosseira".
Fonte: *American Heart Association* – ACLS – Autoavaliação escrita Pré-Curso. Disponível em: <http://ahainstructornetwork.americanheart.org/idc/groups/ahaecc-public/@wcm/@ecc/documents/downloadable/ucm_439212.pdf>. Acesso em: agosto de 2021.

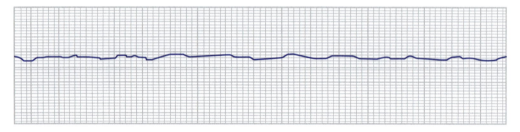

**Figura 14.5.** Fibrilação ventricular "fina".
Fonte: Matsuno AK. Parada cardíaca em crianças. Disponível em: <http://www.fmrp.usp.br/pb/arquivos/8437>. Acesso em: agosto de 2021.

### ♦ Interpretação da arritmia no ECG

**Na fibrilação ventricular sem pulso podemos encontrar as seguintes alterações:**
1. Frequência cardíaca: usualmente > 300 bpm
2. Ritmo cardíaco: irregular
3. Onda P: ausente
4. Segmento PR: ausente
5. Intervalo PR: ausente
6. Complexo QRS: ondas bizarras de morfismos não definidos
7. Ponto J e segmento ST: ausente
8. Onda T: ausente
9. Intervalo QT: ausente

## ♦ Manifestação clínica do paciente

Por tratar-se de uma arritmia potencialmente letal, pacientes portadores de fibrilação ventricular necessitam de ressuscitação cardiopulmonar vigorosa, manutenção de via aérea, desfibrilação e utilização de vasopressores e algumas vezes antiarrítmicos[14].

A fibrilação ventricular provoca a perda de consciência em questão de segundos. Se não for tratada, o indivíduo geralmente apresenta crises convulsivas e lesão cerebral irreversível após aproximadamente 5 minutos, pois não há mais aporte de oxigênio ao cérebro. Em seguida, sobrevém a morte[12].

## Atividade elétrica sem pulso (AESP)

1. Definição.
2. Mecanismo da arritmia.
3. Interpretação da arritmia no ECG.
4. Manifestação clínica do paciente.

## ♦ Definição

Presença de atividade elétrica organizada, porém, com ausência de pulso. A AESP registra-se desde traçado eletrocardiográfico normal até ritmo idioventricular com frequência baixa. A AESP é quase invariavelmente fatal, a menos que o fator etiológico seja diagnosticado e corrigido. Ela representa 10% a 15% das PCR intra-hospitalares[16,17].

Particularmente na AESP, com o auxílio do ecocardiograma, duas modalidades têm sido descritas: a verdadeira AESP (ausência de contratilidade cardíaca associada à ausência de pulso) e a pseudo-AESP (contratilidade miocárdica presente com ausência de pulso)[18].

## ♦ Mecanismos da atividade elétrica sem pulso

A AESP engloba um grupo heterogêneo de ritmos (pseudo-dissociação eletromecânica, ritmos idioventriculares, escapes ventriculares, ritmos idioventriculares pós-desfibrilação e bradiassistolia) e caracteriza-se pela presença de estímulos elétricos regulares no ECG, porém, sem a respectiva resposta mecânica do miocárdio. Qualquer ritmo organizado que não gere pulso (exceto TVSP) pode ser considerado uma AESP.

Na maioria das vezes, o ritmo é idioventricular e de baixa frequência. A AESP pode ocorrer em consequência de distúrbios cardíacos e extracardíacas, sendo considerada uma das formas mais graves de PCR e está associada, em geral, a um mau prognóstico[7]. Dentre as causas extracardíacas de AESP, está a hipoxemia grave resultante de complicações respiratórias, como nos atos anestésico-cirúrgicos, nas intoxicações exógenas, nos politraumatizados ou na assistência ventilatória mecânica inadequada, esta talvez seja, isoladamente, o principal fator desencadeante desse tipo de PCR[19].

## ◆ Interpretação da arritmia no ECG

**Na AESP podemos encontrar as seguintes alterações:**
1. Frequência cardíaca: variável
2. Ritmo cardíaco: variável dependendo do agende causador do distúrbio
3. Onda P: variável
4. Segmento PR: variável
5. Intervalo PR: variável
6. Complexo QRS: estreito de baixa amplitude ou largo, dependendo da causa da parada cardiorrespiratória
7. Ponto J e segmento ST: variável
8. Onda T: variável
9. Intervalo QT: ausente

## ◆ Manifestação clínica do paciente

Por tratar-se de um ritmo de parada cardíaca e com alto índice de letalidade, pacientes portadores de AESP necessitam de reanimação cardiopulmonar, manutenção de via aérea e a utilização de vasopressores. Além disso, apresentam-se inconscientes, e se não tratados e investigada a causa imediatamente, cursam a óbito em poucos minutos.

# Assistolia

1. Definição.
2. Mecanismo da arritmia.
3. Interpretação da arritmia no ECG.
4. Manifestação clínica do paciente.

## ◆ Definição

A palavra assistolia – do grego asistole (a: não; sístole: contração) –, significa a total ausência de atividade ventricular contrátil associada à inatividade elétrica cardíaca. É caracterizada no eletrocardiograma por uma linha reta (Figura 14.6). Casos raros de deflexões agonais podem também ser visualizadas.

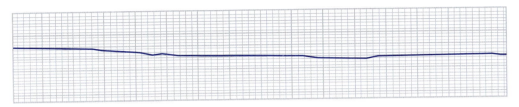

**Figura 14.6.** Assistolia.
Fonte: Matsuno AK. Parada cardíaca em crianças. Disponível em: <http://www.fmrp.usp.br/pb/arquivos/8437>. Acesso em: agosto de 2021.

### ♦ Mecanismo da assistolia

A assistolia é a evolução final das demais modalidades de P.C.R., quando não atendidas adequadamente ou em tempo hábil.

Estudos com Holter indicam que 12,5% dos pacientes em parada cardiorespiratória tem uma progressiva e intensa bradicardia que culmina numa assistolia. Consideram-se ainda como evolução típica para assistolia a fibrilação ventricular, a bradicardia em intensidade crescente, os bloqueios atrioventriculares e a atividade elétrica sem pulso.

A assistolia também pode ocorrer como modalidade inicial de parada cardiorespiratória, referenciada em relatos e séries de casos relacionada na maior parte das vezes a um intenso estimulo vagal. Deste modo, alguns casos como intubação orotraqueal, vaso espasmo de artérias coronárias, anestesia raquidiana e sangramento intracerebral podem ser relacionadas[19].

### ♦ Interpretação da arritmia no ECG

> Na taquicardia ventricular sem pulso podemos encontrar as seguintes alterações:
> 1. Frequência cardíaca: ausente
> 2. Ritmo cardíaco: ausente
> 3. Onda P: ausente
> 4. Segmento PR: ausente
> 5. Intervalo PR: ausente
> 6. Complexo QRS: ausente
> 7. Ponto J e segmento ST: ausente
> 8. Onda T: ausente
> 9. Intervalo QT: ausente

### ♦ "Protocolo da linha reta"

A assistolia é caracterizada pela ausênica de atividade elétrica cardiaca, como dito anteriormente, demonstrada por uma linha reta no eletrocadiograma pela ausência de atividade elétrica. Porém, pode ser facilmente confundida com fibrilação ventricular fina, que possui como caracteristica amplitude do traçado menor que 2 mm. Para que a análise seja acertiva, recomenda-se a aplicação do protocolo da linha reta, que consiste em verificar a ligação do desfibrilador/monitor ao paciente, avaliando e confirmando todas conexões para certificar se o paciente está devidamente conectado pelos eletrodos e cabos ao desfibrilador/monitor, e a seleção do equipamento está destinada aos eletrodos. O segundo passo é o aumento do ganho ou sensibilidade do desfibrilador/monitor que amplia a onda eletrocardiográfica, e, por último, a troca e conferência do ritmo em mais de uma derivação. Sendo mantida a ausência de atividade elétrica, fica confirmada a assistolia.

## Referências bibliográficas

1. Murray CJL, Lopez AD. The global burden of disease: a comprehensive assessment of mortality and disability from disease, injuries and risk factors in 1990 and projected to USA. Harvard School of Health. 1996.
2. Lopez AD. Assessing the burden of mortality from cardiovascular disease. World Health Stat. 1993;q: 46.
3. Whelton PK, Brancati FL, Appel LJ, Klag MJ. The challenge of hypertension and atherosclerotic cardiovascular disease in economically developing countries. High Blood Press. 1995;4:36-45.
4. Araújo S. Ressuscitação cardiopulmonar cerebral. In: Ratton JLA ed. Medicina intensiva. 2. ed. São Paulo: Atheneu; 1997, 2-16.
5. Fauci AS. Harrison medicina interna. 17. ed. Rio de Janeiro: McGraw-Hill do Brasil; 2008.
6. Guidelines 2010 for cardiopulmonary resuscitation and emergency cardiovascular care. International consensus on science. Circulation 2010;102(1):1-384. and Resuscitation. 2010;46:1-448.
7. Guidelines 2010 for cardiopulmonary resuscitation and emergency cardiovascular care. International consensus on science. Advanced cardiovascular life support. Section. 2010;16(2):6.
8. Biernert IRC. Taquicardia ventricular. Medicinanet. 2006. Disponível em: http://www.medicinanet.com.br/conteudos/revisoes/2349/taquicardia_ventricular.htm. Acesso em: 22 fev. 2022.
9. Gonzales MMC, Geovanini GR, Timerman S. Eletrocardiograma na sala de emergências: guia prático de diagnósticos e condutas terapêuticas. 2. ed. Barueri: Manole; 2014.
10. Guyton AC, Hall JE. Tratado de Fisiologia Médica. 12. ed. Rio de Janeiro: Elsevier; 2011, 152.
11. Rocha Neto AC, Mesas CE, Farias RL, de Paola AAV. Arritmias ventriculares e morte súbita na cardiomiopatia hipertrófica. Rev Soc Cardiol Estado de São Paulo. 2000;10(4):480-6.
12. Berkow R, Beers. Ritmos cardíacos anormais. Distúrbios do coração e dos vasos sanguíneos. Manual Merck de Informação Médica. Trad. Nascimento, FG. Rev Cient. Ikeda, M. Disponível em: http://mmspf.msdonline.com.br /pacientes/manual_merck/secao_03/cap_016.html. Acesso em: 22 fev. 2011.
13. Pastore CA, Pinho C, Germiniani H, Samesima N, Mano R. Diretrizes da Sociedade Brasileira de Cardiologia sobre Ánalise e Emissão de Laudos Eletrocardiográficos. Arq. Bras. Cardiol. 2009;93(3):1-19.
14. Sociedade Brasileira de Cardiologia. Consenso Nacional de Ressuscitação Cardiorrespiratória. Arquivos Brasileiros de Cardiologia, São Paulo. 1996;66(6):377-401. Disponível em: http://www.scielo.br/scielo.php?script=sci_arttext&pid=S0066782X2009001800001&lng=en. http://dx.doi.org/10.1590/S0066782X2009001800001. Acesso em: fev. 2022.
15. Sociedade Brasileira de Cardiologia. III Diretrizes da Sociedade Brasileira de Cardiologia Sobre Análise e Emissão de Laudos Eletrocardiográficos, São Paulo. 2016;106(6):1. Disponível em: http://publicacoes.cardiol.br/2014/diretrizes/2016/01_III_DIRETRIZES_ELETROCARDIOGR%C3%81FICOS.pdf. Acesso em: 22 fev. 2022.
16. Guimarães HP, Senna APR, Abib A, Machado FR, Amaral JLG. Manual de ressuscitação cardiorrespiratória da disciplina de anestesiologia, dor e terapia intensiva – UNIFESP – EPM. São Paulo: UNIFESP; 2001, 70.

17. Guimarães HP, Senna APR, Hasegawa E, Costa MPF, Abib AV, Amaral JLG. Registro sistematizado do atendimento de parada cardiorrespiratória em Unidade de Terapia Intensiva Geral: Resultados iniciais utilizando o modelo de notificação Utstein. Trabalho apresentado no VII Congresso Paulista de Terapia Intensiva. Ribeirão Preto: 2001.
18. Flato UAP, Campos AL, et al. Ecocardiografia à beira do leito em terapia intensiva; uma realidade ou um sonho distante?. Rev. Bras. terapia intensiva. 2009;21(4):437-445.
19. Araújo S, Araújo IEM, Carieli MCM. Ressuscitação cardiorrespiratória – Parte I (artigo de revisão). Rev Bras Clin Terap. 2001;27(2):80-88.
20. Reis CMR. A parada cardiorrespiratória em assistolia. Rev. Medicina Perioperatória. Sociedade de Anestesiologia do Rio de Janeiro. 2006; cap. 142,1217-1222.
21. Matsuno AK. Parada cardíaca em crianças. Medicina (Ribeirão Preto). 2012;45(2):223-33. Disponível em: http://www.fmrp.usp.br/revista. Acesso: 22 fev. 2022.
22. American Heart Association. Suporte avançado de vida cardiovascular Autoavaliação escrita pré-curso de 2012 da American Heart Association. Disponível em: http://ahainstructornetwork.americanheart.org/idc/groups/ahaecc-public/@wcm/@ecc/documents/downloadable/ucm_439212.pdf. Acesso em: 22 fev. 2022.

# Outras Alterações Eletrocardiográficas – Pericardite, Tromboembolismo Pulmonar, Intoxicação Digitálica, *Cor Pulmonale*

Elaine Peixoto

Luciana Soares Costa Santos

O uso do eletrocardiograma (ECG) como ferramenta diagnóstica vem sendo utilizado há décadas e até os dias atuais, destaca-se pela sua eficácia e baixo custo. Neste capítulo será abordado as alterações do eletrocardiograma (ECG) nas situações clínicas de pericardite, tromboembolismo pulmonar (TEP), intoxicação digitálica e *cor pulmonale*.

## Pericardite

### ◆ Definição

O pericárdio é uma membrana que envolve o coração, sendo constituído por duas membranas uma interna e outra externa. Entre essas membranas há um líquido amarelo citrino, conhecido como líquido pericárdico, este reduz o atrito entre as membranas. Uma das funções destas membranas é contribuir mecanicamente de forma significativa com a contratilidade do coração, principalmente com a diástole e a limitação da distensão ventricular[1].

É composto por duas camadas: a externa, denominada camada externa, camada fibrosa e uma camada interna, chamada de camada serosa, que por sua vez, forma o pericárdio visceral, por entrar em contato direto com o coração. Normalmente o saco pericárdico é preenchido com um líquido, formando uma fina camada, que se distribui em toda a sua extensão, sem exceder seu volume reserva[1].

A pericardite é uma doença ocasionada pela inflamação do pericárdio, sendo mais prevalente em adultos, do sexo masculino. Sua etiologia é multicausal, sendo as causas mais comuns a origem idiopática, viral, urêmica, bacteriana decorrente de intervenção pós operatória, tuberculosa, neoplásica e traumática[1].

# ◆ Mecanismo da arritmia na pericardite

O papel do pericárdio na fisiologia cardíaca compreende uma relação direta com o trabalho sistólico ventricular e na prevenção de dilatação cardíaca aguda. O processo inflamatório no pericárdio faz com que haja um aumento na produção do líquido em seu interior (derrame pericárdico) ou um edema generalizado pela insuficiência cardíaca, que desencadeia uma baixa voltagem em todos os complexos, também conhecido como efeito dielétrico[2,3].

A ação inflamatória e a restrição mecânica poderão desencadear arritmias sinusais como a taquicardia sinusal ou outros distúrbios como a fibrilação atrial ou arritmias supraventriculares[2].

# ◆ Interpretação da arritmia no eletrocardiograma

As alterações no ECG podem aparecer em algumas horas ou dias após o início da dor e suas anormalidades ocorrem no seguimento ST e na onda T. A frequência cardíaca pode ser normocárdica ou taquicárdica. O ritmo cardíaco geralmente é sinusal, podendo apresentar arritmias supraventriculares (frequentemente, a fibrilação atrial). As alterações eletrocardiográficas podem ser divididas em quatro estágios (Figura 15.1)[1]:

- **estágio I:** elevação do seguimento ST em forma côncava, presente em todas as derivações, com exceção do aVR e V1, sua amplitude não excede 0,5 mV e pode ocorrer o desnivelamento do seguimento PR (Figura 15.2), sendo diferenciado do infarto agudo do miocárdio (IAM) por ter a elevação de forma convexa[1,2];

- **estágio II:** esta alteração ocorre após vários dias do início da dor e é caracterizada pela normalização do seguimento ST e achatamento da onda T, ou seja, a normalização do seguimento ST ocorrerá antes da inversão da onda T, o que ocorre de maneira inversa do IAM (onde a normalização do seguimento ST ocorre depois da inversão da onda T);

- **estágio III:** ocorre a inversão da onda T, sem que ocorra a perda de voltagem da onda R ou o aparecimento da onda Q, o que difere do IAM, que apresenta estas alterações;

- **estágio IV:** este estágio pode ocorrer após semanas ou meses do início dos sintomas. É caracterizado por normalização da onda T em todas as derivações, a única exceção é para as pericardites que foram ocasionadas por tuberculose, uremia ou neoplasia, em que a onda T poderá persistir invertida[1].

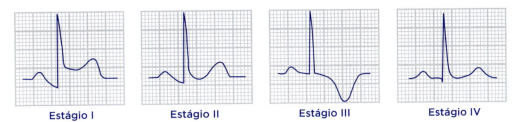

**Figura 15.1.** Eletrocardiograma conforme o estágio da pericardite.
Fonte: Adaptada de <http://cardiopapers.com.br/2011/10/ecg-na-pericardite-aguda/>.

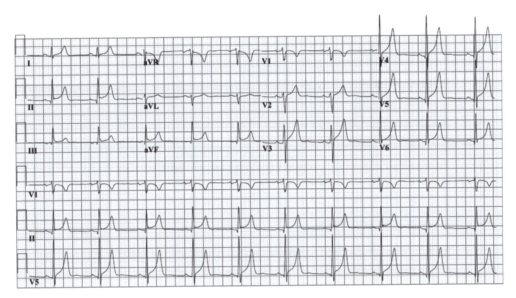

**Figura 15.2.** Eletrocardiograma com 12 derivações de uma pericardite no estágio I.
Fonte: Disponível em: <http://en.ecgpedia.org/wiki/File:12leadpericarditis.png>.

### ♦ Manifestação clínica do paciente

Inicialmente, o paciente pode referir dor retroesternal e precordial que se irradia para o pescoço e para o músculo trapézio, podendo irradiar para o braço esquerdo. Em alguns casos poderá estar presente dor na região do epigástrio[1].

A dor pode apresentar piora no decúbito dorsal, tosse, inspiração profunda e deglutição e, com alívio quando sentado e inclinado para frente. O paciente pode apresentar dispneia, febre e derrame pericárdico[1].

No exame físico se pode detectar um atrito pericárdico, que é um sinal típico desta patologia[1].

# Tromboembolismo pulmonar (TEP)

## ◆ Definição

A embolia pulmonar ocorre devido à obstrução de um dos ramos da artéria pulmonar por um material orgânico ou inorgânico. Geralmente, é tromboembólica (o que justifica a utilização do termo tromboembolismo pulmonar – TEP), ocasionada, principalmente, de forma secundária à trombose venosa profunda (TVP), mas se pode citar outras causas mais raras como: células neoplásicas, gordura e substâncias exógenas[4,5].

A formação do trombo foi descrita por Virchow em 1846, que elaborou a "Tríade de Virchow", representando os três principais mecanismos para uma trombose: estase venosa, lesão endotelial e hipercoagulabilidade (trombofilias)[5].

A TEP pode ser classificada em três grupos[6]:

- **TEP maciço:** o paciente geralmente apresenta hipotensão e choque;
- **TEP submaciço:** presença de disfunção do ventrículo direito (VD), sem apresentar hipotensão ou choque;
- **TEP não maciço:** ausência de disfunção de VD, hipotensão ou choque[3].

O diagnóstico é realizado pela anamnese, exame físico, exames laboratoriais, como o dímero D e exames de imagem (raio X, arteriografia pulmonar, cintilografia, entre outros).

## ◆ Mecanismo da arritmia

As alterações ocorrem devido ao aumento da pós-carga do lado direito do coração, ocasionando sobrecarga de VD e desvio de eixo para a direita.

## ◆ Interpretação da arritmia no eletrocardiograma

O ECG é uma ferramenta que auxilia no diagnóstico da TEP, no entanto, nem sempre essas alterações estarão presentes. O ritmo cardíaco, geralmente, é sinusal, podendo apresentar arritmias supraventriculares (frequentemente, fibrilação atrial).

As alterações eletrocardiográficas presentes num quadro de TEP foram descritas por Macguinn e White (1934) em um estudo realizado em pacientes com TEP com a análise do ECG em todas as fases. Foi observado alterações no complexo QRS do tipo S1Q3T3, que significa a presença de onda S na derivação DI, onda Q na derivação DIII e onda T negativa na derivação DIII[2-4,7-9] (Figura 15.3).

Pode ocorrer o desvio do eixo elétrico para direita, distúrbio de condução no ramo direito, inversão da onda T nas derivações precordiais (parede anterior), onda P pulmonale e fibrilação atrial aguda. Deve-se salientar que a presença de inversão da onda T nas derivações precordiais pode indicar um possível IAM, sendo necessário a realização do diagnóstico diferencial[2,3,4,7,8,9].

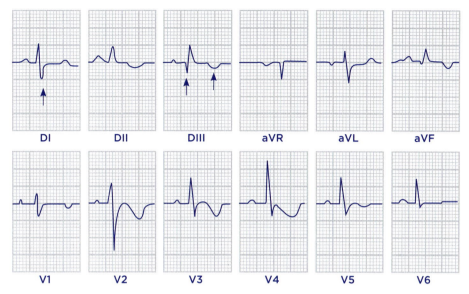

**Figura 15.3.** Eletrocardiograma de um tromboembolismo pulmonar com alterações do tipo S1Q3T3 e inversão de onda T nas derivações precordiais.
Fonte: Adaptado de Baruzzi ACA et al. Tromboembolismo Pulmonar. In: Knobel E. Condutas no Paciente Grave. 3.ed. São Paulo: Atheneu, 2006.

### ◆ Manifestação clínica do paciente

O paciente com TEP inicialmente pode permanecer assintomático, o que dificulta a procura do serviço médico e a realização do diagnóstico em tempo hábil. Os sintomas mais frequentes são[4]:

- dispneia;
- dor torácica e precordial;
- tosse;
- edema dos membros inferiores;
- dor nos membros inferiores;
- hemoptise;
- síncope;
- palpitação;
- sibilos.

## Cor pulmonale

### ◆ Definição

O *cor pulmonale* ocorre devido a uma insuficiência cardíaca direita secundária a uma doença pulmonar aguda ou crônica. Estas alterações são decorrentes do aumento da pressão pulmonar (hipertensão pulmonar), com consequente aumento da pós-carga para o ventrículo direito. As doenças que estão associadas são[10]:

- doença pulmonar obstrutiva crônica (DPOC);
- fibrose cística;
- fibrose pulmonar idiopática;
- colagenoses;
- radiação;
- pneumoconiose;
- obstrução de vias aéreas superiores;
- pneumopatia secundária a alta altitude;
- pneumopatias congênitas (fístula arteriovenosa);
- cifoescoliose;
- doença neuromuscular;
- síndrome da apneia do sono;
- hipoventilação idiopática;
- fibrose pleural;
- hipertensão pulmonar primária;
- arterite pulmonar granulomatosa (sarcoidose, esquistossomose);
- induzida por drogas (anorexígenos, cocaína e L-Tryptophano);
- anemia falciforme;
- tromboembolismo pulmonar;
- vasculites;
- doença pulmonar venoclusiva;
- tumores mediastinais;
- aneurismas;
- granulomatose;
- fibrose mediastinal.

## ◆ Mecanismo da arritmia

O mecanismo de arritmia é o mesmo explicado no TEP, diferenciando-se apenas nos casos crônicos, pois, nestes casos ocorre o espessamento do miocárdio, devido a instalação da hipertensão pulmonar, o que irá desencadear a insuficiência cardíaca, inicialmente à direita. Em casos de doenças crônicas, observa-se a evolução para um quadro de insuficiência direita e esquerda, com o aparecimento de sobrecarga ventricular no ECG. A hipóxia alveolar aguda ou crônica é um estímulo potente para vasoconstrição pulmonar e é o estímulo mais importante na fisiopatologia do *cor pulmonale* crônico[2,4,10].

### ♦ Interpretação da arritmia no eletrocardiograma

Os achados no ECG dependem da patologia associada. No caso do enfisema pulmonar poderá ser encontrado: sobrecarga atrial direita, com presença da onda P pulmonale desviada para direita com maior amplitude nas derivações DII, DIII e aVF. Pode-se encontrar alterações eletrocardiográficas decorrente da sobrecarga ventricular direita com complexos do tipo rS ou ondas S presentes nas derivações V1 à V6 (Figura 15.4). Estas alterações são decorrentes ao aumento das câmeras cardíacas e pela alteração da posição do coração devido à inferiorização do diafragma.

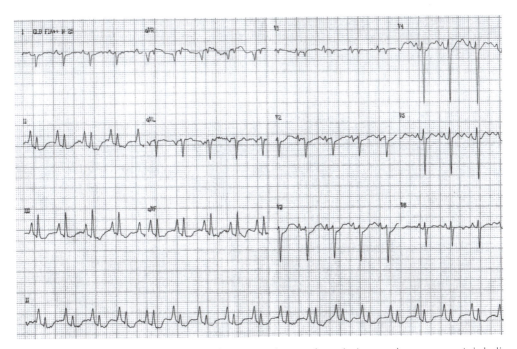

**Figura 15.4.** Eletrocardiograma de *cor pulmonale* crônico, sobrecarga atrial direita, onda P *pulmonale*, sobrecarga ventricular direita e ondas S de V1 a V6.
Fonte: Disponível em: <http://www.medicinanet.com.br/conteudos/casos/5046/cor_pulmonale.htm>.

No caso das outras patologias, como o tromboembolismo pulmonar, encontram-se sinais de sobrecarga das câmaras direitas, como discutido anteriormente.

O ritmo cardíaco, geralmente, é sinusal, podendo aparecer arritmias supraventriculares (principalmente, fibrilação atrial e *flutter* atrial).

### ♦ Manifestação clínica do paciente

Os sinais e sintomas são hipoxia, sibilância, tosse, fadiga, fraqueza, cianose e palidez.

## Intoxicação digitálica

### ♦ Definição

Alguns medicamentos podem causar alteração no ECG ou até mesmo uma arritmia cardíaca, entre eles se encontram os glicosídeos cardíacos (digitálicos). Estes têm sido utilizados há séculos, no tratamento da insuficiência cardíaca, com ação principal de inotrópico positivo, controle da frequência cardíaca na fibrilação atrial e modulando a atividade do sistema nervoso simpático. A toxicidade da digoxina tem diminuído significativamente devido ao uso de outros medicamentos, ampliação do conhecimento da farmacocinética e monitoramento dos níveis séricos do agente. No entanto, quando ocorre a intoxicação, ela deve ser identificada o quanto antes para realização de um diagnóstico diferencial das arritmias, dos sinais neurológicos e gastrintestinais[11,12].

### ♦ Mecanismo da arritmia

A margem terapêutica (1,0 a 2,0 ng/mL) é extremamente baixa, a digoxina reduz a automaticidade, aumenta o potencial diastólico máximo da membrana de repouso, há um prolongamento do período refratário efetivo e redução de condução do nó AV.

### ♦ Interpretação da arritmia no eletrocardiograma

Os achados no ECG que poderão estar presentes são: bradicardia, parada sinusal, prolongamento de condução AV ou arritmias cardíacas. Pode-se encontrar ondas Ts achatadas, o seguimento ST com infradesnivelamento e côncavo, o intervalo QT diminuído e intervalo PR aumentado[2,11,12] (Figura 15.5).

### ♦ Manifestação clínica do paciente

Os sinais e sintomas de intoxicação são: delírio, fadiga, mal estar, confusão mental, tontura, sonhos anormais, visão embaçada ou amarelada, anorexia, náuseas, vômitos, dor abdominal, aumento da resposta ventilatória à hipóxia, arritmias ectópicas atriais e ventriculares, distúrbios de condução dos nós sinoatrial e atrioventricular[11,12].

Outras Alterações Eletrocardiográficas – Pericardite, Tromboembolismo Pulmonar... | 195

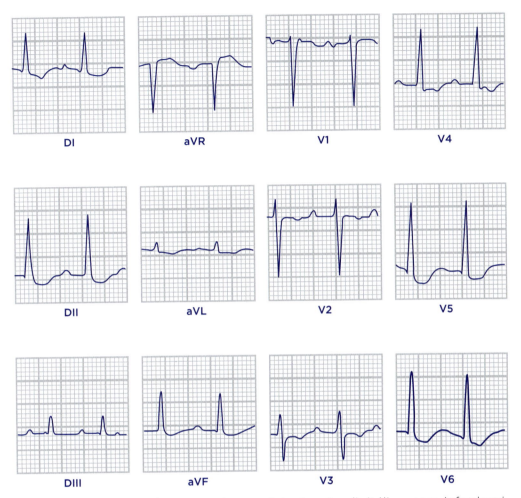

**Figura 15.5.** Eletrocardiograma de uma intoxicação digitálica, com infradesnivelamento do seguimento ST côncavo, ondas T's achatadas, intervalo QT diminuído e PR aumentado.

Fonte: Adaptada de Friedmann AA, Grindler, J. Eletrocardiograma no Hospital Geral. In: Friedmann AA, Grindler J, Martins MA. ECG: eletrocardiologia básica. São Paulo: Sarvier, 2000.

## Resumo

O quadro a seguir demonstra as características eletrocardiográficas das patologias estudadas neste capítulo.

| | Onda P | Segmento PR | Intervalo PR | Complexo QRS | Ponta J e segmento ST | Onda T | Intervalo QT |
|---|---|---|---|---|---|---|---|
| Pericardite | Presente e precede o complexo QRS | Pode apresentar depressão (desnivelamento) | Sem alterações | Sem alterações | Apresenta supradesnivelamento do seguimento ST em todas as derivações (com exceção de aVR e V1), com concavidade superior | Inicialmente normal, mas depois se apresenta com achatamento e, posteriormente, com a inversão da mesma em todas as derivações | Normal |
| Tromboembolismo pulmonar (TEP) | Pode estar presente a onda P pulmonale | Normal | Normal | Presença de onda S na derivação DI e onda Q na derivação DIII | Normalmente, está na linha de base | Negativa na derivação DIII e nas derivações precordiais | Normal |
| Cor pulmonale | Onda P pulmonale | Normal | Normal ou diminuido | Eixo do QRS deslocado para direita | Alterações inespecíficas | Alterações inespecíficas | Normal |
| Intoxicação digitálica | Normal | Normal | Aumentado | Normal | Infradesnivelamento em formato côncavo | Achatadas | Diminuído |

# Referências bibliográficas

1. Sousa MA, Tarasoutchi F, KatzM, et al. Urgências em valvopatias e pericardiopatias. In: Knobel E. Condutas no paciente grave. 3. ed. São Paulo: Atheneu; 2006.
2. Friedmann AA, Grindler J. Eletrocardiograma no Hospital Geral. In: Friedmann AA; Grindler, J e Martins MA. ECG: eletrocardiologia básica. São Paulo: Sarvier; 2000.
3. Pastore CA, Pinho C, Germiniani H, Samesima N, Mano R, et al. Sociedade Brasileira de Cardiologia. Diretrizes da Sociedade Brasileira de Cardiologia sobre análise e emissão de laudos eletrocardiográficos. Arq Bras Cardiol. 2016;106(4):1-23.
4. Baruzzi ACA, Knobel E, Bastos JF, et al. Tromboembolismo pulmonar. In: Knobel E. Condutas no paciente grave. 3. ed. São Paulo: Atheneu; 2006.
5. Gerotziafas GT, Samama MM. Prophylaxis of venous thromboembolism in medical patients. Curr Opin Pulm Med. 2004;10:356-365.
6. Virchow RLK. Thrombosis and embolie. Massachusetts: Science History Pubns; 1997.
7. Volschan A, Albuquerque DC, Tura BR, et al. Embolia pulmonar: registro multicêntrico da prática clínica em hospitais terciários. Rev. bras. ter. Intensive. 2009;21(3):237-246.
8. Montenegro FS, Barzan V, Lorenzo AR, et al. Supradesnivelamento do segmento ST no tromboembolismo pulmonar. Arq. Bras. Cardiol. 2012;99(3):e131-e133.
9. Mcginn S, White PD. Acute cor pulmonale resulting from pulmonary embolism. JAMA. 1935;104(17): 1473-1480.
10. Ota JS, Pereira CAC. Cor Pulmonale. Medicina Ribeirão Preto. 1998;31:241-246.
11. Ooi H, Colucci WS. Tratamento farmacológico da insuficiência cardíaca. In: Hardman JG, Limbird LE e Gilman AG. As bases farmacológicas da terapêutica. 10. ed. Rio de Janeiro: McGraw-Hill; 2003.
12. Lagudis S, Knobel M, Bacal F, et al. Insuficiência cardíaca. In: Knobel E. Condutas no paciente grave. 3. ed. São Paulo: Atheneu; 2006.

# Índice Remissivo

## A

Alargamento do complexo QRS, 130
Alterações
    da onda T e segmento ST, 134
    de sensibilidade, 163
    eletrocardiográficas
        da hiperpotassemia em pacientes com marca-passos
        ou desfibriladores fimplantáveis, 133
        e as alterações isquêmicas agudas, 94
        nas síndromes isquêmicas miocárdicas, 89
        nos distúrbios eletrolíticos, 125
    isquêmicas agudas, 94
Amiodarona, 73
Análise
    da frequência e do ritmo cardíaco, 23
    do eixo elétrico cardíaco, 33
    do eletrocardiograma nos pacientes portadores de
    marca-passo, 151
    eletrocardiográfica dos batimentos prematuros, 167, 168
Anatomia
    do sistema de condução cardíaco, 2
    dos ramos ventriculares, 99
Aparelho de telemetria fixado ao paciente, 45
Área juncional atrioventricular, 2
Arritmias
    cardíacas, 134, 138, 176
    na pericardite, 188
Assistolia, 175, 182, 183
Atividade
    deflagrada por pós-potenciais, 57, 168
    elétrica sem pulso, 175, 181
Átrios, 1
Aumento da amplitude da onda
    P, 136
    T, 129
    U, 136
Ausência
    de emissão de espícula, 164
    de *output*, 164

Automaticidade, 125
Automatismo, 167
Avaliação do eixo
    cardíaco, 36, 39
    elétrico médio de eletrocardiograma, 42

## B

Batimento
    de fusão, 164
    de pseudofusão, 164
    prematuros, 167, 168
Beta-bloqueadores, 173
Bigeminismo, 169
*Blanking* ou "cegueira", 154
Bloqueio(s)
    atrioventricular(es), 78, 97
        de 1º grau, 79
        de 2º grau, 80
            condução 2:1, 82
        tipo 1 Mobitz I, 80
        tipo II Mobitz II, 81
            de 3º grau ou total, 82
    de ramo, 97
        critérios eletrocardiográficos para caracterização
            dos, 99
        direito, 41, 97, 102
        esquerdo, 41, 97, 101
    intraventriculares, 97
    sinoatrial, 97
Bradiarritmias, 77, 132
Bradicardia(s), 77
    sinusal, 78

## C

Cabos-eletrodos, 153
    identificando a localização, 161
Cálcio, 141
Células neoplásicas, gordura, 190

Complexo(s), **16, 17**
  isodifásico, 39
  QRS, 17, 26, 40
    alargamento do, 130
    grande vetor médio do, 34
    isodifásico, 38
  ventriculares
    anormais que causam desvio de eixo, 41
    prematuros, 167, 172
Contratilidade cardíaca, 1
*Cor pulmonale*, 191
Coração, 1
  com hipertrofia ventricular, 116

## D

Derivações, 46
  do plano frontal, 46
  do plano horizontal, 48
  periféricas, 12
    bipolares, 12
    e precordiais, 11
    unipolares, 13
  precordiais, 13
  torácicas
    direitas, 49
    posteriores, 49
Desaparecimento da onda P, 131, 132
Desequilíbrios eletrolíticos, 125
Desfibriladores cardíacos, 44
Despolarização
  rápida, 6
  ventricular, 98, 99
Diástole, 5
Disfunção do marca-passo, 162
Distúrbios
  da condução do impulso elétrico cardíaco, 98
  do equilíbrio
    de cálcio, 139
    de magnésio, 143
    de potássio, 126
  eletrolíticos, 125
Doenças isquêmicas miocárdicas, 89

## E

Eixo
  cardíaco normal, 34
  do QRS, 39
  elétrico cardíaco, 33, 42
Eletrocardiograma, 11, 43, 125
  características gerais do papel do, 15
  convencional de 12 derivações, 46
  correlação com a anatomia cardíaca e coronariana, 94
  de 15 e 18 derivações, 52
  de portadores de marca-passo, 156
  normal, 30
Eletrodo, 46
Eletrofisiologia celular cardíaca, 4
Embolia pulmonar, 190
Escape

juncional, 83
  ventricular, 85
Estimulação cardíaca artificial, 151
Extrassístole(s), 167
  agrupadas, 168
  atriais, 168, 170
  isolada, 168
  juncionais, 168, 171
  monomórfica, 168, 170
  pareada, 169
  polimórfica, 168, 170
  ritmadas, 168
  supraventriculares, 170, 171
  ventriculares, 168, 172, 173

## F

Fase
  0 ou despolarização rápida, 6
  1 ou repolarização rápida precoce, 6
  2 ou platô, 6
  3 ou repolarização rápida tardia, 6
  4 ou repouso ou polarização, 6
Feixe
  de Bachmann, 2
  de His, 1, 2, 3
Fibras
  de Purkinje, 1, 3, 97
Fibrilação
  atrial, 60, 68
    de alta resposta, 69
  ventricular, 72, 133, 175, 179
    "fina", 180
    "grosseira", 180
Fisiologia do sistema de condução cardíaco, 6
*Flutter* atrial, 60, 65
  com condução variável, 60, 69
Fórmula
  de Bazett, 19, 28
  de Framingham, 19, 28
  de Hodges, 19, 28
Frequência cardíaca, 24
Fusão, 163

## G

Grande vetor médio do complexo QRS, 34

## H

Hiperautomatismo, 57
Hipercalcemia, 139, 140
  tratamento da, 141
Hipercalemia, 126
Hipermagnesemia, 143
  manifestações clínicas, 144
  tratamento da, 144
Hiperpotassemia, 126
  alterações eletrocardiográficas em pacientes com marca-
    -passos ou desfibriladores implantáveis, 133
  manifestações clínicas, 133
  tratamento da, 134

## Índice Remissivo

Hipertensão arterial sistêmica, 115
Hipertrofia ventricular, 119
    de ventrículo direito, 41, 113
    de ventrículo esquerdo, 41
Hipocalcemia, 141
    manifestações clínicas, 142
    tratamento da, 142
Hipomagnesemia, 145
    manifestações clínicas, 146
    tratamento da, 147
Hipopotassemia, 134, 138
    tratamento da, 138
Holter, 45

### I

Impulso cardíaco, 107
Índice
    de Cornell, 118
    de Macruz, 111
    de Morris, 111
    de Sokolow Lyon, 117
    de Sokolow Lyon-Rappaport, 118
    de White Bock e Romhilt, 118
Intervalo(s), 16, 18
    atrioventricular, 154
    de escape, 153
    de pulso, 153
    PR, 19, 27
      prolongado, 136
    QT, 19, 28
      redução do, 130
    QTU aumentado, 136
Intoxicação digitálica, 194
Isquemia miocárdica, 90

### L

Lesão
    miocárdica, 91
    subendocárdica, 92
    subepicárdica, 91

### M

Magnésio, 143
Marca-passo, 151, 154
    análise do eletrocardiograma nos pacientes portadores
      de, 151
    bicameral, 161
    definitivo, 152
    disfunção do, 162
    funcionamento, 153
    identificando
      o tipo de, 159
      sinais de disfunção do, 162
    unicameral
      atrial, 159
      ventricular, 159
Medicamentos antiarrítmicos, 172
Miócitos, 2
Modos de estimulação cardíaca, 155-157

Monitor
    cardíaco, 44
    desfibrilador, 44, 47
    do Holter, 45
Monitorização
    do paciente, 47
    eletrocardiográfica, 43, 44
      cuidados para realização da, 54

### N

Necrose miocárdica, 42, 93
Nó
    atrioventricular, 1, 3
    sinusal, 1

### O

Onda(s), 16, 17
    P, 17, 25
    Q
      anormal, 93
      patológica, 93
    R, 93
    senoidal, 129
    T, 18, 30
      apiculada, 171
      aumento da amplitude da, 129
    U, 18
      aumento da amplitude da, 136
*Oversensing*, 163

### P

Parada cardiorrespiratória, 133, 175
Perda de captura, 164
Pericárdio, 187, 188
Pericardite, 187
Período refratário
    atrial, 154
      pós-ventricular, 154
    ventricular, 154
Plano horizontal, 48
Platô, 6
Polarização, 6
Ponto J, 29
Posicionamento dos eletrodos das derivações precordiais, 14
Potássio, 126
Potencial de membrana em repouso, 130
Procedimento
    para monitorização eletrocardiográfica no monitor ou
      monitor/desfibrilador, 52
    para realização de um ECG
      convencional de 12 derivações, 50
      de 15 e 18 derivações, 52
Protocolo da linha reta, 183
Pseudofusão, 163

### R

Ramo(s)
    direito, 3

esquerdo, 3
ventriculares, 99
Redução do intervalo QT, 130
Reentrada, 57, 168
  atrial, 57
  atrioventricular, 57
  nodal, 57
  ventricular, 58
Registros, 33
Repolarização rápida
  precoce, 6
  tardia, 6
Repouso, 6
Ritmo(s)
  cardíacos da parada cardiorrespiratória, 175
  de escape, 167
    ventricular, 85
  idioventricular, 85
  regular ou irregular, 23

## S

Salva de extrassístole, 169
Sarcolema, 4
Segmento(s), 16, 18
  PR, 18
  ST, 18, 29
  TP, 18
Septo interatrial e interventricular, 1
Sinais eletrocardiográficos
  de isquemia miocárdica, 90
  de lesão miocárdica, 91
  de necrose miocárdica, 93
Síndrome
  coronariana aguda, 43, 89
    com supradesnível de segmento ST, 94
    sem supradesnível de segmento ST, 94
  coronariana crônica, 89
  de Wolff-Parkinson-White, 63, 64
Sistema
  de condução cardíaco, 1
    anatomia do, 2
    fisiologia do, 6
  de eixo hexaxial, 14
  de estimulação cardíaca permanente, 152
  hexaxial, 34
Sobrecarga
  atrial, 107
    direita, 108
    esquerda, 110
  biatrial, 111, 112
  ventricular, 112
    direita, 112
    esquerda, 115, 116, 117
Supradesnivelamento do segmento ST, 132

## T

Taquiarritmias, 57
Taquicardia(s), 58
  atrial, 60, 65
    com bloqueio 2:1, 66
    multifocal, 60, 67
  atrioventricular, 63
    via antidrômica, 63
    via ortodrômica, 63
  com QRS
    estreito e ritmo
      irregular, 67
      regular, 60
    largo, 70
  de complexo largo, 73
  ectópica atrial, 65
  juncional, 61
  paroxística supraventricular, 62
  por reentrada
    atrioventricular, 60
    nodal, 60, 62, 66
  sinusal, 60, 61
  supraventriculares, 58, 66
    e ritmo irregular, 69
    e ritmo regular, 66
  ventricular
    monomórfica, 177
      não sustentada (TVNS), 71
      sustentada, 71
    polimórfica, 72, 177
      tipo *torsades de pointes*, 72
    sem pulso, 175, 176
    *torsades de pointes*, 177
Técnica para monitorização eletrocardiográfica, 50
Telemetria, 44
*Torsades de pointes*, 72
  intermitente, 146
Trabéculas cáneas, 2
Tríade de Virchow, 190
Triângulo de Koch, 3
Trigeminismo, 170
Tromboembolismo pulmonar, 190
  maciço, 190
  não maciço, 190
  submaciço, 190

## U

*Undersensing*, 163

## V

Ventrículos, 1
Vetocardiógrafo, 33
Vetor cardíaco, 34